妇幼老年人健康饮食

胡富宇　陈忠妙　陈　扬　翁珊兰　主编

河北科学技术出版社
·石家庄·

图书在版编目（CIP）数据

妇幼老年人健康饮食 / 胡富宇等主编 . -- 石家庄：
河北科学技术出版社 , 2020.12 （2022.1 重印）

ISBN 978-7-5717-0653-1

Ⅰ . ①妇… Ⅱ . ①胡… Ⅲ . ①饮食营养学 Ⅳ .
① R155.1

中国版本图书馆 CIP 数据核字 (2020) 第 249289 号

妇幼老年人健康饮食
FUYOU LAONIANREN JIANKANG YINSHI

胡富宇　陈忠妙　陈　扬　翁珊兰　主编

出版发行	河北科学技术出版社
地　　址	石家庄市友谊北大街 330 号（邮编：050061）
印　　刷	三河市华晨印务有限公司
开　　本	710×1000　1/16
印　　张	10.125
字　　数	190 000
版　　次	2020 年 12 月第 1 版
印　　次	2022 年 1 月第 2 次印刷
定　　价	69.00 元

指　导：华金中

编委会

主　编：胡富宇　陈忠妙　陈　扬　翁珊兰
副主编：张伊凡　蒋正强　方家阳　陈凤云　唐富琴　陈　丽

封面设计：方缤若
文中照片提供：傅　羽　符文彬
文中漫画设计：旷野工作室　胡尊奥　方缤若
文中照片餐饮制作：聚苑·静舍　伊雨养生

序

  民以食为天。在"食"种类丰富多样的时代，我们怎么吃才有利于身体健康？这是大家非常关心的问题，也是《国务院关于实施健康中国行动的意见》的重要内容之一。

  事实上，普及营养健康知识，提高全民营养健康素养，这也是中国营养学会持之以恒的事业。健康中国行动推进委员会制定的《健康中国行动（2019—2030年）》围绕疾病预防和健康促进两大核心，提出了开展15项大行动的工作任务，其中第2项就是实施合理膳食行动，针对一般人群、超重和肥胖人群、贫血与消瘦等营养不良人群、孕妇和婴幼儿等特定人群，分别给出了膳食指导建议。浙江省台州市营养学会专家团队编写了面向一般健康人群、妇幼老年人及婴幼儿等群体的膳食科普系列丛书，对实施合理膳食行动的膳食营养进行了进一步的细化和指导，更具实用性和可操作性，旨在帮助大众轻松、快捷地掌握健康饮食知识，更好地保护自己和家人、朋友的健康，提高健康寿命。这是一件好事，也是认真践行《健康中国行动（2019—2030年）》的实际行动。

  2020年是我国全面建成小康社会的实现期。为了贯彻落实习近平提出的"四个最严"要求，不断提高人民群众对食品安全工作的满意度，各地营养学会正在大力普及健康饮食知识，让人们的思想观念、行为习惯和生活方式更加健康，为早日实现健康中国和伟大的"中国梦"助力！我相信，这套丛书一定会受到公众的喜爱，并成为科学传播营养知识的优秀图书之一。

  是为序。

中国营养学会副理事长
中国疾控中心营养与健康所所长

2019 年 12 月

前　言

营养乃健康之本，没有营养就没有健康。习近平在十九大报告中指出，人民健康是民族昌盛和国家富强的重要标志。2016 年 10 月，由中共中央政治局审议通过的《"健康中国 2030"规划纲要》发布。2019 年 6 月，国务院印发了《国务院关于实施健康中国行动的意见》。另外，《健康中国行动（2019—2030 年）》对心脑血管疾病、癌症、慢性呼吸系统疾病、糖尿病这四类重大慢性病发起了防治攻坚战。

改革开放以来，人民生活水平不断提高，营养供给能力显著增强，我国卫生健康事业获得了长足的发展，居民主要健康指标总体优于中高收入国家平均水平。但仍面临着重点慢性病的患病人数快速上升，慢性病负担占疾病总负担 70% 以上的严峻局面。2015 年国务院新闻办公布的《中国居民营养与慢性病状况报告（2015 年）》（以下简称《报告》）显示，2012 年中国慢性病死亡率为 533/10 万，占总死亡人数的 86.6%；2012 年全国 18 岁及以上成年人中高血压患病率为 25.2%、糖尿病为 9.7%、慢性阻塞性肺病为 9.9%；2013 年全国居民癌症发病率为 235/10 万。《报告》认为，吸烟、过量饮酒、身体活动不足和高盐、高脂等不健康饮食是慢性病发生、发展的主要行为危险因素，但这些因素尚未得到控制。

国务院办公厅印发的《国民营养计划（2017—2030 年）》鼓励编写适于不同地区、不同人群的居民膳食指南。为普及营养健康知识，提高营养健康素养，为当地群众提供平衡膳食的科普宣传读物，我们委托台州市营养学会组织编写了面向一般健康人群、妇幼老年人及婴幼儿等群体的膳食科普系列丛书。读本以《中国居民膳食指南（2016）》为蓝本，结合当地食物资源和群众传统饮食习惯，围绕食物多样、谷类为主的平衡膳食模式和吃动平衡、健康体重的平衡膳食理念，对群众的日常膳食提出指导意见，促进形成合理膳食、适量运动、戒烟限酒、心理平衡的健康生活方式。其中，《大众膳食指南》读本由开篇、核心推荐、实践平衡膳食、附录四个部分组成，提出六项核心推荐内容，每项内容设置了引言简介、关键推荐、重点解读和知识链接四个方面，引经据典，图文并茂，使读者对讲解的内容一目了然，加深理解。读本集科学性、知识性、趣味性、实用性、可操作性于一身，具有内容丰富、信息量大、可及性高、易于接受的特点，适用于 2 岁以上的健康人群。《妇幼老年人健康饮食》针对孕妇、乳母、儿童少年、老年人和素食人群，以《大众膳食指南》为基础，根据各自的生理特点提出补充意见。《婴幼儿喂养指南》分别对 0～6 月龄、7～24 月龄婴幼儿的喂养提出指导意见。现将读本郑重推介给社会公众，以飨读者。

台州市科学技术协会

2019 年 10 月

目　录

妇幼老年人健康饮食

膳食指南是针对孕妇、乳母、儿童少年、老年人、素食人群等特定人群的生理特点和营养需要，在一般健康人群膳食指南的基础上制定的相应的膳食补充说明，旨在更好地指导孕妇、乳母（备孕期、孕期、哺乳期）的饮食营养、儿童青少年（学龄前儿童、学龄儿童）生长发育快速增长期的合理饮食和身体活动、适应老年人生理和身体功能变化的膳食安排，以及满足素食人群特殊群体的营养需要。

一、孕妇、乳母膳食指南

女性是社会和家庭的重要组成部分，承载着孕育新生命、哺育下一代的重大职责。女性的营养状况和身体健康与成功孕育新生命、获得良好妊娠结局并哺育小宝宝健康成长密切相关。因而，育龄女性在计划怀孕前就应该认真规划，着手做营养安排、健康状况和心理准备。

妊娠是个复杂的生理过程，也是心理完善的过程，是生命早期 1 000 d 机遇窗口期的第一个阶段。为满足孕期母体生殖器官和胎儿的生长发育，并为产后泌乳进行营养储备，孕期妇女的生理状态及机体代谢发生了较大的适应性改变。孕期的营养状况对胎儿生长发育直至成年后的健康有着至关重要的影响，可有效降低成年疾病的发生风险。哺乳期妇女不仅承担着哺育婴儿的重任，还需逐步补

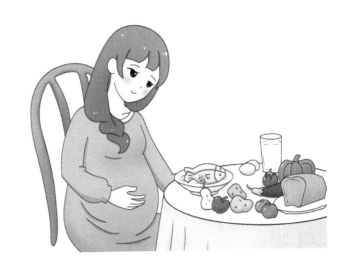

偿妊娠、分娩时营养的消耗，恢复机体各个器官、各系统的生理功能，所以对能量及营养素的需求甚至超过妊娠期。同时，乳母营养与健康直接关系母乳喂养的成功和小宝宝的生长发育。

因此，要高度关注和重视孕妇、乳母的营养问题，最大限度地满足妊娠期、喂哺期的营养需求，强调日常膳食中食物种类的多样化，能量和营养素要做到全面充足，真正达到平衡膳食的要求。

（一）备孕妇女膳食指南

【引言简介】

备孕通俗讲就是还没有怀孕，正在准备要小孩，是指育龄妇女有计划地怀孕并对优孕进行必要的前期准备，包括身体健康和心理准备两个方面。备孕是优孕的关键，是优生优育的重要前提，是夫妻双方共同的义务和责任。对于期待中的小宝宝来说，合理备孕能有效提高孩子的健康水平，是准爸爸、准妈妈对孩子负责任的体现。

备孕妇女的营养状况直接关系孕育新生命的质量，并对妇女及其下一代的健康存在长期影响。为保证成功妊娠、提高生育质量、预防不良妊娠结局，夫妻双方都应做好充分的孕前准备。

备孕妇女的身体健康、合理膳食、均衡营养是孕育新生命所必需的物质基础。

准备怀孕的妇女应主动前往当地妇幼保健机构进行健康体检，接受备孕膳食和生活方式指导，使健康与营养状况尽可能在达到最佳程度后再怀孕。健康体检应特别关注感染性疾病（如牙周病）以及血红蛋白、血浆叶酸、尿碘等反映营养状况的检测，目的是避免相关炎症及营养素缺乏对受孕成功和妊娠结局的不良影响。备孕妇女膳食指南在一般人群膳食指南基础上特别补充以下 3 条关键推荐。

【关键推荐】

（1）调整孕前体重至适宜水平。

（2）常吃含铁丰富的食物，选用碘盐，孕前 3 个月开始补充叶酸。

（3）禁烟酒，保持健康生活方式。

【重点解读】

1.保持健康体重

孕前保持健康体重与新生儿出生体重、婴儿死亡率以及孕期并发症等妊娠结局有密切关系。肥胖或体重过轻的育龄妇女是发生不良妊娠结局的高危人群，备孕妇女宜通过平衡膳食和适量运动来调整体重，使体质指数（BMI）达到 $18.5 \sim 23.9 \ kg/m^2$。

体重变化是判断一段时期内能量平衡与否的最简单、最客观的衡量指标。备孕妇女可在家里备一台电子秤，养成定期称体重的习惯，根据自身体重的变化情况来适当调整食物的种类、摄入量和身体运动量。衡量体重是否健康可采用体质指数（BMI），其计算方法是用体重（kg）除以身高（m）的平方，如体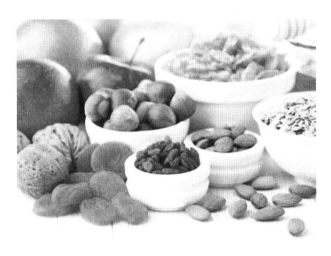重 65 kg，身高 1.65 m，则 BMI 的计算为 $65 \div（1.65 \times 1.65）=23.9 \ kg/m^2$。健康成年人的 BMI 应在 $18.5 \sim 23.9 \ kg/m^2$，BMI 大于（或等于）$24.0 \ kg/m^2$、小于 $28.0 \ kg/m^2$ 的为超重；BMI 大于（或等于）$28.0 \ kg/m^2$ 的为肥胖；BMI 小于 $18.5 \ kg/m^2$ 的为体重过低。备孕妇女若发现在一段时期内体重持续增重或减轻就应引起重视，在排除疾病因素后，应调整并维持体重到适宜水平，即 BMI 达到 $18.5 \sim 23.9 \ kg/m^2$，在最佳的生理状态下孕育新生命。

（1）体重过轻（BMI $< 18.5 \ kg/m^2$）的备孕妇女可通过适当增加食物量和规律运动来增加体重，除正常一日三餐外，每天可增加 $1 \sim 2$ 次的饮食，如每天增加牛奶 200 mL，或粮谷 / 畜肉类 50 g 或蛋类 / 鱼类 75 g。对于平时没有锻炼习惯的备孕妇女，应逐步开展身体活动，特别注意加强力量练习，如俯卧撑、原地纵跳、仰卧起坐，以及杠铃、哑铃和各类综合力量练习器械等，提高全身的肌肉力量，在平衡膳食的前提下，注意优质蛋白质摄入充足，如吃

足够的瘦肉、鱼或禽肉，促进肌肉增长。同时，每天坚持健步走或慢跑至少30 min，每周至少5 d，并循序渐进，每周增加一些运动量。

（2）肥胖（BMI ≥ 28.0 kg/m²）的备孕妇女，应改变不良饮食习惯，减慢进食速度，避免过量进食，减少高能量、高脂肪、高糖食物的摄入，多选择血糖生成指数低、膳食纤维含量高、营养素密度高的食物。同时，应增加身体活动，推荐每天30 ～ 90 min中等强度的各种形式的体育锻炼活动。

膳食纤维是指植物性食物中不能被人体消化吸收的植物细胞的残剩物，包括纤维素、半纤维素、果胶、树胶、抗性淀粉和木质素等，可分为可溶性膳食纤维（如部分半纤维素、果胶和树胶等）和非可溶性膳食纤维（如纤维

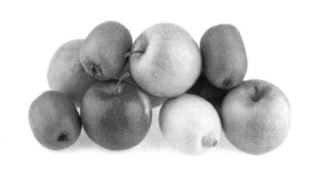

素、木质素等）。可溶性纤维（如大麦、豆类、胡萝卜、柑橘、燕麦等食物）在大肠中发酵后可以帮助人体控制血液胆固醇和血糖水平，从而起到预防心脏病、糖尿病等慢性病的作用；不可溶性纤维质地较硬，主要存在于粗粮和蔬菜当中，如玉米糠、芹菜等，它们能够促进肠道的蠕动，增加肠容物的体积，减少粪便在肠道中停留的时间，从而有效地防治便秘、痔疮，降低直肠癌、结肠癌的发生风险。膳食纤维能量低，可以延缓胃的排空速度，增加饱腹感，对控制食量也有很大的帮助。食物"营养素密度（ND）"或称"营养质量指数（INQ）"是食物营养价值的评价指标。营养素密度是指一份食物中某种营养素占该营养素每日推荐摄入量的比例，除以该份食物所提供能量占每日推荐摄入能量的比例所得的数值。可用公式表示：ND =（一份食物满足某种营养素推荐膳食供给量的%）/（由该份食物满足能量的推荐膳食供给量%）。当ND ≥ 1时，代表该食物在满足能量供给的同时，必需营养素能够满足人体需求，而当ND < 1时，代表这份食物能够带给人们足够的能量，却不能满足营养素的供给，如果想要得到足够的营养素，就必定要过量摄入能量，时间一长，易造成肥胖。例如，一杯燕麦粥含铁1.8 mg，占铁推荐膳食供给量18 mg的10%，其含能量419 kJ，占能量推荐膳食供给量8 371 kJ（能量推荐膳食供给

量一般以 8 371 kJ 为标准）的 5%，结果燕麦粥的铁营养素密度 = 0.1/0.05 = 2，燕麦粥满足铁需要的比例程度是满足能量需要的 2 倍，可见营养素密度与食物量的多少无关。所以，我们在选购食物时，要关注食物标签中的 ND 标注，多选购 ND ≥ 1 的食物，而少选 ND < 1 的食物，如快餐食品，虽然能量得到了满足，但一些必需营养素不够；更要少购 ND = 0 的纯能量食品，如白糖、酒精、纯淀粉等，因为这些食品只提供能量而不提供必需营养素。

2. 含铁、含碘丰富的食物应多吃

育龄妇女是铁缺乏和缺铁性贫血患病率较高的人群，怀孕前如果缺铁，可导致早产、胎儿生长受限、新生儿低出生体重以及妊娠期缺铁性贫血。因此，备孕妇女做到平衡膳食是保证充足营养的基础，包括经常摄入含铁丰富、利用率高的动物性食物，一旦铁缺乏或患缺铁性贫血应纠正贫血后再怀孕。碘是合成甲状腺激素不可缺少的微量元素，为避免孕期碘缺乏对胎儿智力和体格发育产生的不良影响，备孕妇女除选用碘盐外，还应每周摄入 1 次富含碘的海产品。

（1）铁。铁广泛存在于各种食物中，但吸收利用率相差较大，而一般动物性食物铁吸收利用率均较高，动物血、肝脏及畜肉、禽肉、鱼类是铁的良好来源。一日三餐中应该有瘦畜肉或禽肉、鱼类 50 ～ 100 g，每周 1 次动物血或畜禽肝肾 25 ～ 50 g。

在摄入富含铁的畜肉或动物血、肝脏时，备孕妇女应同时摄入含维生素 C 较多的蔬菜和水果，以提高膳食铁的吸收与利用。含铁和维生素 C 丰富的菜肴很多。例如：

①猪肝炒柿子椒（猪肝 50 g、柿子椒 150 g），含铁 12.5 mg、维生素 C 118 mg。

②鸭血炒韭菜（鸭血 50 g、韭菜 100 g），含铁 16.8 mg、维生素 C 24 mg。

③水煮羊肉片（羊肉 50 g、豌豆苗 100 g、油菜 100 g、辣椒 25 g），含铁 7.6 mg、维生素 C 118 mg。

一日三餐含铁丰富的食物安排举例如表 1 所示。

表 1　含铁丰富的食物安排举例

餐　　次	食品名称	主要原料及其重量
早餐	肉末花卷	面粉 50 g，瘦猪肉 10 g
	煮鸡蛋	50 g
	鲜牛奶	200 mL
	橘子	150 g
午餐	米饭	大米 150 g
	青椒炒肉丝	猪肉（瘦）50 g，柿子椒 100 g
	清炒油菜	150 g
	鸭血粉丝汤	鸭血 50 g，粉丝 10 g
晚餐	牛肉馅馄饨	面粉 50 g，牛肉 50 g，韭菜 50 g
	芹菜炒香干	芹菜 100 g，香干 15 g
	煮红薯	25 g
	苹果	150 g
加餐	酸奶	100 mL

注：1. 依据《中国食物成分表 2002》计算。三餐膳食铁摄入量 32.2 mg，其中动物性食物来源铁 20.4 mg，维生素 C 190 mg。

2. 引自《中国居民膳食指南（2016）》。

（2）碘。碘在体内主要参与甲状腺素的合成，所以主要维持甲状腺素的生理作用。甲状腺素是人体重要的激素，主要促进机体"三大产能营养素"的能量代谢；促进身体生长和神经系统发育，特别是胚胎发育期和出生后早期的生长发育，妊娠前及整个妊娠期缺碘可导致脑蛋白合成障碍，致使脑蛋白质含量减少，细胞体积缩小，直接影响智力的发育；能活化体内许多重要的酶，促进生物氧化和代谢，与中枢神经系统关系极为密切；促进维生素的吸收和利用，包括促进尼克酸的吸收利用及 β 胡萝卜素向维生素 A 的转化。孕妇严重缺碘除可损害胎儿发育外，还直接影响新生儿的神经与肌肉等生长发育，使其认知能力低下，甚至会增加胚胎期和围生期胎儿或新生儿的死亡率。

依据我国现行食盐强化碘（碘盐）添加碘量标准，浙江省根据沿海、平原、山区的不同区域情况，加碘量实行每千克食盐加碘酸钾 18 ~ 33 mg 的标准，目前台州市供应的碘盐是每千克食盐添加碘酸钾 25 mg，按碘的烹调损失率 20%、每日食盐摄入量 6 g 计算，摄入碘约 120 μg，几乎达到成人推荐的量。若考虑到孕期对碘的需要增加、碘缺乏对胎儿造成的严重危害、孕早期妊娠反应（如呕吐）影响碘的摄入，以及碘盐在储存、烹调等环节中的碘损失等众多因素，建议备孕妇女除规律食用碘盐外，每周再摄入 1 次富含碘的食物，以增加一定量的碘储备。碘含量高的食物有海带、紫菜、淡菜（贻贝）等，其他海洋生物如鱼类（杂鱼）、虾类（如虾皮）中碘含量也较高。

下面介绍几种含碘丰富的菜肴：

①海带炖豆腐（鲜海带 100 g，含碘 114 μg；豆腐 200 g，含碘 15.4 μg）。

②紫菜蛋花汤（紫菜 5 g，含碘 212 μg；鸡蛋 25 g，含碘 6.8 μg）。

③贻贝（淡菜）炒洋葱（贻贝 100 g，含碘 346 μg；洋葱 100 g，含碘 1.2 μg）。

以上菜肴的含碘量若分别加上每天由碘盐获得的 120 μg 碘，则碘摄入量为 250 ~ 470 μg。按照中国营养学会《中国居民膳食营养素参考摄入量（2013 版）》，成人碘推荐摄入量为 120 μg/d；《中国居民膳食营养素参考摄入量（2013 版）》同时提出中国居民膳食微量营养素可耐受可接

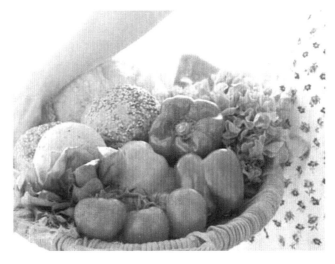

受范围，成人和孕妇碘可耐受可接受为 600 μg/d，这样以上菜肴的含碘量既能满足备孕妇女碘需要，又在安全范围之内，不会出现高碘摄入的情况。

3. 孕前 3 个月开始补充叶酸

叶酸为水溶性 B 族维生素，因最初从菠菜叶子中分离提取而命名，又称维生素 B_9、抗贫血因子等。叶酸广泛存在于各种动植物食品中，富含叶酸的食物

为动物肝肾、蛋类、豆类、酵母、绿叶蔬菜、水果及坚果类。常用食物的叶酸含量如表 2 所示。

表 2　常用食物的叶酸含量（μg/100 g）

名　称	含　量	名　称	含　量	名　称	含　量
猪肝	236.4	菠菜	347.0	西红柿	132.1
瘦猪肉	8.3	小白菜	115.7	橘	52.9
牛肉	3.0	韭菜	61.2	香蕉	29.7
鸡蛋	75.0	卷心菜	39.6	菠萝	24.8
鸭蛋	24.8	红苋菜	330.6	山楂	24.8
带鱼	2.0	青椒	14.6	草莓	33.3
草鱼	1.5	豇豆	66.0	西瓜	4.0
鲜牛奶	5.5	豌豆	82.6	杏	8.2
黄豆	381.2	黄瓜	12.3	梨	8.8
大米	32.7	辣椒	69.4	桃	3.0
面粉	24.8	竹笋	95.8		

叶酸对热、光、酸性溶液均不稳定，在酸性溶液中温度超过100℃即分解，食物中的叶酸烹调加工后损失率可达50% ～ 90%。

叶酸对细胞分裂和组织生长具有极其重要的作用，在促进红细胞成熟和血红蛋白合成方面发挥重要作用。人类若缺乏叶酸可引起巨红细胞性贫血和高同型半胱氨酸血症。孕妇摄入叶酸不足时，可影响胚胎细胞增殖、分化，增加神经管畸形及流产的风险。研究表明：准妈妈在备孕期间就每天服用400 μg DFE（叶酸的摄入量通常以膳食叶酸当量，即 DFE 表示），在神经管畸形高发区有85% 预防率。由于食物中叶酸的生物利用率仅为50%，而叶酸补充剂与膳食混合时的生物利用率为85%，比单纯来源于食物的叶酸利用率高，因此 DFE 的计算公式为

$$DFE（\mu g）= 膳食叶酸（\mu g）+ 1.7 \times 叶酸补充剂（\mu g）$$

《中国居民膳食营养素参考摄入量（2013 版）》建议，我国居民膳食叶酸参考摄入量为成年人每天 400 μg DFE，可耐受最高摄入量为每天 1 000 μg DFE。为了杜绝宝宝神经管畸形的发生，目前台州市妇女保健系统推荐备孕妇女在怀孕前 3 个月就坚持每天补充叶酸 400 μg DFE，中途不要间断。

4. 做好孕育新生命的准备

良好的身体状况和充足营养是成功孕育新生命最重要的条件，而良好的身体状况和充足营养要通过健康生活方式来维持。夫妻双方应共同为受孕进行充分的膳食营养、健康身体和心理准备，具体开展以下几方面的行动准备：a. 吸烟、饮酒会影响精子和卵子质量及受精卵着床与胚胎发育，在怀孕前 6 个月夫妻双方都必须戒烟、禁酒，并远离吸烟环境，避免被动吸烟，包括家人和来访客人不要在自己家中吸烟，避免烟草及酒精对胚胎的危害；b. 要养成良好的饮食习惯，遵循平衡膳食的原则，夫妻双方每天均应摄入充足的营养素和能量，预防和纠正可能出现的营养缺乏情况；c. 保持良好的卫生习惯，避免细菌和病毒感染，日常做到勤开窗、勤晒衣被，饭前便后洗手，讲究个人清洁卫生，注意饮食和饮水卫生，呼吸道疾病流行季节外出戴口罩等，杜绝发热、炎症等情况的发生；d. 有条件时进行全身健康体检，积极治疗相关炎症疾病（如牙周病），避免带病怀孕；e. 保证每天至少 30 min 中等强度的运动（可以通过主观体力感觉来掌握评价运动强度，一般来说，进行中等强度有氧运动时，心率为 100 ～ 140 次 / 分，呼吸比较急促，主观体力感觉为稍累）；f. 生活有规律，保证充足睡眠，避免熬夜，保持心情舒畅，做好孕育新生命的充分准备。

那么，为什么上面专门点到牙周病呢？其实，牙周病是常见的口腔疾病，只是其早期症状往往不会引起人们重视，一旦造成牙周组织长期慢性感染，炎症反复发作，不仅损害口腔咀嚼功能，还会严重影响健康。

牙周病指发生在牙支持组织（牙周组织）的疾病，包括仅累及牙龈组织的牙龈病和波及深层牙周组织（牙周膜、牙槽骨、牙骨质）的牙周炎两大类。牙周病是引起成年人牙齿缺失的主要原因之一，也是危害人类牙齿和全身健康的主要口腔疾病。牙周病对备孕期女性的潜在影响是显而易见的，因为这些女性在怀孕期间会出现内分泌的紊乱、激素水平的改变，而这有可能导致原来的牙龈出血更加严重，甚至诱发牙龈瘤的发生。牙龈瘤主要是发生在妊娠期间，是由于长期机械刺激及慢性炎症刺激形成的类肿瘤病变的反应性增生物，一般会越长越大，使患者非常不舒服。怀孕期间由于怕对胎儿有影响，需要等到生下孩子以后才能进行手术治疗。所以，在怀孕之前积极做好备孕，及时进行牙周病的系统治疗，就不会在妊娠期产生痛苦和烦恼。

另外，由于有炎症的存在，可能会生出早产儿或者低体重新生儿，而且这种概率比正常的孕妇要高 7.5 倍，比吸烟和酗酒的孕妇的概率还要高。同时，如果孕妇患有牙周病，那么牙齿的咀嚼功能就会下降，很多患者是不敢咀嚼的，所以会造成严重的营养不良。另外，牙周炎如果出现了明显的疼痛，孕妇的心情将受到很大的影响。

临床研究发现，女性怀孕后，内分泌的变化以及饮食习惯的改变会使其原有口腔疾病病情加重，并增加口腔疾病的发生率。临床数据显示，口腔保健意识薄弱或口腔保健知识缺乏的妊娠期妇女的牙周病患病率高达 60% ～ 70%，重度牙周炎孕妇早产率是健康孕妇的 3 ～ 7 倍，生低体重儿或围生期死亡率也较正常者高出 15% ～ 30%。

专家指出，由于在怀孕前 3 个月胎儿发育容易受到药物影响导致畸形，因此这期间孕妇都应该避免使用药物。然而，一般的口腔手术在手术前后都必须服用治疗药剂，因此有牙周病的女性应治愈后再怀孕。如果在孕早期，孕妇出现牙周病症状，严重的易导致流产的发生。因此，女性怀孕之前应到医院进行牙周检查，患有牙周炎等牙病的女性应彻底治愈后再怀孕。

为有效预防牙周病的发生，不管是备孕女性还是孕妇都要加强口腔卫生，坚持每日早晚刷牙，饭后漱口。晚上睡前刷牙尤为重要，刷牙后不再进食。刷牙应选择软毛牙刷，牙刷与牙长轴成 45° 角，这样可使刷毛一部分进入龈沟，一部分在龈缘上，用轻柔的力量，前后方向水平刷动多次，总刷牙时间应保持在 3 min 以上。不要长期使用同一种牙膏，应时常更换。

温馨提示：做好孕育新生命的准备，牢记以下 3 个方面。

第一，叶酸缺乏可影响胚胎发育，增加胎儿神经管畸形及流产的风险，应从准备怀孕的前 3 个月开始，每天补充叶酸。

第二，怀孕前保持适宜的健康体重，补充好铁和碘，有助于成功怀孕，降低不良妊娠结局的风险。

第三，怀孕前 6 个月夫妇都应该戒烟禁酒，远离吸烟环境，健康的生活方式关乎母子双方的身心健康。

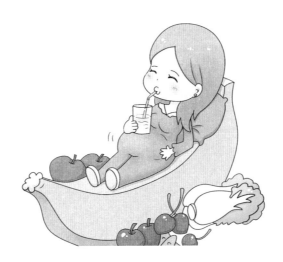

（二）孕期妇女膳食指南

【引言简介】

妊娠期是生命早期1 000 d机遇窗口的起始阶段，此时营养作为关键的环境因素，对母子双方的近期和远期健康都将产生重要影响。孕期胎儿的生长发育、母体乳腺和子宫等生殖器官的发育，以及为分娩后乳汁分泌进行必要的营养储备都需要额外的全面、充足的营养。因此，妊娠各期妇女膳食应在未孕阶段的基础上，根据胎儿生长速率和母体生理与代谢的变化进行适当的调整。孕早期胎儿生长发育速度相对缓慢，所需营养与孕前无太大差别，但需补充叶酸，日常多吃含铁量丰富食物，必须吃碘盐，膳食要保证摄入足量的碳水化合物食物，菜肴以清淡、适口为宜，务必戒烟禁酒。孕中期开始，胎儿生长发育速度逐渐加快，母体生殖器官的发育也会随之加快，对营养的需求增加，此时需要合理增加食物的摄入量，仍是由多样化食物组成的营养均衡的膳食，适当增加鱼（包括海产品）、蛋、奶、畜禽瘦肉等食物的摄入量，要注意常吃富含铁的食物，开展适当的身体活动，不沾烟酒，少吃或避免辛辣刺激性食物，为下一步母乳喂养提前做好准备。

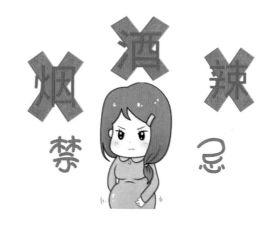

孕育生命是一个生理和心理发生奇妙变化的历程，孕妇要以积极的心态去适应孕期变化，愉悦享受这一过程。孕期应了解母乳喂养的相关知识，对母乳喂养于孩子、于母亲都是最好的选择有充分的认知，为产后尽早开奶和成功母乳喂养做好心理、生理、营养等各方面准备。孕期妇女膳食指南应在一般人群膳食指南的基础上补充 5 条关键推荐。

【关键推荐】

（1）补充叶酸，常吃含铁丰富的食物，选用碘盐。

（2）孕吐严重者，可少量多餐，保证摄入含必要量碳水化合物的食物。

（3）孕中晚期适量增加奶、鱼、蛋、畜禽瘦肉的摄入。

（4）适量身体活动，维持孕期适宜增重。

（5）禁烟酒，愉快孕育新生命，积极准备母乳喂养。

【重点解读】

1.孕期如何补充叶酸

《中国居民膳食营养素参考摄入量（2013 版）》建议孕妇孕期（早、中、晚）叶酸的推荐摄入量为每天 600 μg DFE，可耐受最高摄入量为每天 1 000 μg DFE。由于天然食物中存在的叶酸是四氢叶酸的各种衍生物，均为还原型，加工或遇热易分解，生物利用率较低，而合成的叶酸是氧化型单谷氨酸叶酸，稳定性好，生物利用率高，因而孕妇在孕期除需常吃含叶酸丰富的食物外，还应每天补充叶酸 400 μg DFE，以达到参考摄入量。如每天能保证摄入各种蔬菜 400 g，并且其中 1/2 以上为新鲜深色蔬菜，就可获得约 200 μg DFE 叶酸，具体如表 3 所示。

表3 提供 200 μg DFE 叶酸的一天蔬菜类食物搭配举例 *

例一			例二		
食物名称	重量 /g	叶酸含量 /μg DFE	食物名称	重量 /g	叶酸含量 /μg DFE
小白菜	100	57	韭菜	100	61
甘蓝	100	113	油菜	100	104
茄子	100	10	辣椒	100	37
四季豆	100	28	丝瓜	100	22
合计	400	208	合计	400	224

注：1.*：依据《中国食物成分表 2004》计算。

2.引自《中国居民膳食指南（2016）》。

2.早孕反应者膳食要点

怀孕早期无明显早孕反应的孕妇仍可维持孕前平衡膳食。孕吐较明显或食欲不佳的孕妇不必过分强调平衡膳食，可根据个人的饮食嗜好和口味选用清淡适口、容易消化的食物，尽可能多地摄入食物，特别是要注意多摄入富含碳水化合物的谷、薯类食物。

由于早孕反应，孕妇的进餐时间和地点可依个人需要灵活安排，如清晨醒来起床前吃，也可在临睡前进食，并尝试以下应对早孕反应的饮食和缓解反应措施：

（1）早晨可进食干性食品，如馒头、面包干、饼干、鸡蛋等。

（2）避免油炸及油腻食物和甜品，以防止胃液逆流而刺激食管黏膜。

（3）可适当补充维生素 B_1、维生素 B_2、维生素 B_6 及维生素 C 等，以减轻早孕反应的症状。

孕吐严重影响孕妇进食时，为保证脑组织对葡萄糖的需要，预防酮症酸中毒对胎儿的危害，每天必须摄取至少 130 g 碳水化合物（约合 200 g 谷类）。也就是说，孕吐再严重也要坚持吃一些主食，因为作为主食的谷类食物的主要营养素是碳水化合物，其进入人体后转化为葡萄糖供机体使用，而葡萄糖是小分子物质，在血液循环中容易通过血脑屏障为大脑提供能量，成为大脑能量的唯一来源，保证孕吐严重的孕妇大脑活动所需要的能量，同时维持血糖稳定，避免孕妇发生低血糖而影响胎儿发育。所以，每天摄取碳水化合物是必不可少的，可首选富含碳水化合物、易消化的粮谷类食物，如面包、馒头、饼干等。各种糕点、薯类、根茎类蔬菜和一些水果中也含有较多的碳水化合物，孕妇可根据自己的口味自由选用。食糖、蜂蜜的主

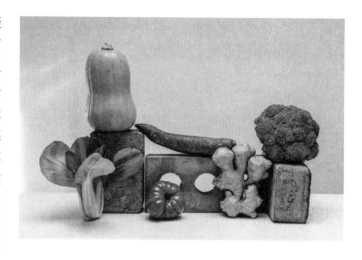

要成分为简单碳水化合物，易于吸收，进食少或孕吐严重时食用可迅速补充身体需要的碳水化合物。

此外，要根据孕吐严重孕妇的食欲情况采取少量多餐的办法来尽可能增加摄食量。因孕吐严重导致的摄食量减少可能引起微量营养素缺乏，增加胎儿畸形发生的风险。当孕妇摄取食物严重不足，特别是碳水化合物不足时，机体将动员脂肪分解以供给能量，而脂肪分解的产物酮体就通过胎盘进入胎儿体内，损害胎儿神经系统的发育。当少数孕妇产生妊娠剧吐、完全不能进食时，要考虑全营养配方食品的应用，可口服也可采用管子喂食，必要时可通过静脉补充葡萄糖、氨基酸、脂肪乳、维生素和矿物质等。对伴有体重明显减轻、面色苍白、皮肤干燥、脉搏弱、尿量减少等症状的应及时就医，以防失水及电解质紊乱，进而引起代谢性酸中毒。

3. 孕中晚期如何补铁

为预防早产、流产的发生，满足孕期血红蛋白合成增加和胎儿铁储备的需要，孕期应常吃含铁丰富的食物，铁缺乏严重的孕妇可在医师或营养师指导下适量补铁。《中国居民膳食营养素参考摄入量（2013版）》建议孕妇在孕中期、孕晚期的铁推荐摄入量为 24 mg/d、29 mg/d，每天铁的推荐摄入量比孕前分别增加了 4 mg 和 9 mg。由于动物血、肝脏及畜禽肉中含铁量较为丰富，且铁的吸收率较高，孕中期、孕晚期每天增加 20 ～ 50 g 畜禽肉可提供铁 1 ～ 2.5 mg，每周摄入 1 ～ 2 次动物血和肝脏，每次 20 ～ 50 g，可提供铁 7 ～ 15 mg，以满足孕期增加的铁的需要。

孕中期、孕晚期可提供 24 mg 和 29 mg 铁的一天食谱举例分别如表 4、表 5 所示，上述举例的一天食谱所提供的能量和营养素含量如表 6 所示。

表 4　孕中期一天食谱举例 *

餐　次	食物名称及主要原料重量
早餐	豆沙包：面粉 40 g，红豆沙 15 g 蒸红薯：红薯 60 g
	煮鸡蛋：鸡蛋 40～50 g
	牛奶：250 g
	水果：橙子 100 g
中餐	杂粮饭：大米 50 g，小米 50 g
	青椒爆猪肝：猪肝 10 g，青椒 100 g 芹菜百合：芹菜 100 g，百合 10 g
	鲫鱼豆腐紫菜汤：鲫鱼 20 g，豆腐 100 g，紫菜 2 g
晚餐	牛肉面：面粉 80 g，牛肉 20 g，大白菜 100 g 滑藕片：莲藕 100 g 烧鸡块：鸡块 50 g
	水果：香蕉 150 g 酸奶：250 g 核桃：10 g
全天	植物油 25 g，食用碘盐不超过 6 g

注：1. * 提供铁 24 mg，依据《中国食物成分表 2002》计算。

2. 引自《中国居民膳食指南（2016）》。

表5　孕晚期一天食谱举例 *

餐　次	食物名称及主要原料重量
早餐	鲜肉包：面粉 50 g，猪肉 15 g
	蒸红薯蘸芝麻酱：红薯 60 g，芝麻酱 5 g 煮鸡蛋：鸡蛋 50 g
	牛奶：250 g
	苹果：100 g
中餐	杂粮饭：大米 50 g，小米 50 g
	烧带鱼：带鱼 40 g 鸡血菜汤：鸡血 10 g，大白菜 50 g，紫菜 2 g 清炒四季豆：四季豆 100 g 水果：鲜枣 50 g，香蕉 50 g
晚餐	杂粮馒头：面粉 50 g，玉米面 30 g 虾仁豆腐：基围虾仁 50 g，豆腐 80 g 山药炖鸡：山药 100 g，鸡 50 g 清炒菠菜：菠菜 100 g
	水果：猕猴桃 50 g 酸奶：250 g 核桃：10 g
全天	植物油 25 g，食用碘盐不超过 6 g

注：1. * 提供铁 29 mg，依据《中国食物成分表 2009》计算。

2. 引自《中国居民膳食指南（2016）》。

表6　孕中期、孕晚期一天食谱举例所提供的能量和营养素

营养素	孕中期	孕晚期
能量 /kJ	8 790	9 418
蛋白质 /g	78	93
脂肪 /g	64	71
碳水化合物 /g	303	311

营养素	孕中期	孕晚期
维生素A/μg RE	1 026	963
硫胺素 /mg	1.2	1.3
核黄素 /mg	1.6	1.6
维生素C/mg	198	284
尼克酸 /mg	13.7	15.2
钙 /mg	1 041	1 150
铁 /mg	24.0	31.0
锌 /mg	13.0	14.0
硒 /μg	50.0	83.0

注：1. 依据《中国食物成分表 2009》计算。

2. 引自《中国居民膳食指南（2016）》。

4. 孕中晚期如何满足对碘的需要

碘是合成甲状腺素的原料，是调节新陈代谢和促进蛋白质合成的必需微量元素。按照《中国居民膳食营养素参考摄入量（2013 版）》，孕妇（包括孕早期、孕中期、孕晚期）碘推荐摄入量为 230 μg/d。由于多数食物中缺乏碘，食用碘盐能确保每天有规律地摄入碘约 120 μg（以每天摄入 6 g 盐计算，碘盐含碘量为 25 mg/kg），可基本满足非孕女性的碘推荐摄入量。孕期碘的推荐摄入量比非孕时增加了

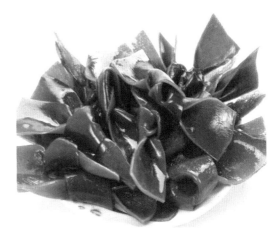

近 1 倍（由 120 μg/d 增加到 230 μg/d），所以除食用碘盐外，还需通过膳食途径来弥补碘推荐摄入量的不足部分（每天还缺少 110 μg 碘），如此才能满足孕

期对碘的需要。建议孕妇每周摄入 1 ~ 2 次富含碘的海产食品，如海带（鲜，100 g）、紫菜（干,2.5 g）、裙带菜（干,0.7 g）、贝类（30 g）、海鱼（40 g），这些都能够提供 110 μg 碘。

5.孕中晚期的动物性食物摄入

自孕中期开始，胎儿生长速率加快，应在孕前膳食的基础上增加动物性食物的摄入，以满足对优质蛋白质、维生素 A、钙、铁等营养素和能量增加的需要。

孕中期孕妇每天需要增加蛋白质 15 g、钙 200 mg、能量 1 256 kJ，在孕前平衡膳食的基础上，还需额外增加 200 g 奶（可提供 5 ~ 6 g 优质蛋白质、200 mg 钙和502 kJ 能量），再增加鱼、蛋、畜禽瘦肉共计 50 g 左右（可提供优质蛋白质约 10 g、能量 335 ~ 628 kJ）。

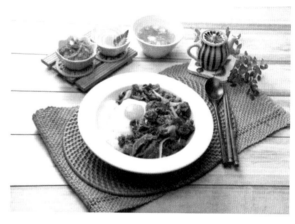

孕晚期孕妇每天需要增加蛋白质 30 g、钙 200 mg、能量 1 884 kJ，应在孕前平衡膳食的基础上，每天增加 200 g 奶，再增加鱼、蛋、畜禽瘦肉共计约125 g。

同样重量的鱼类与畜禽类食物相比，提供的优质蛋白质含量相差无几，但鱼类所含脂肪和能量明显少于畜禽类。因此，当孕妇体重增长较多时，可多食用鱼类而少食用畜禽类，鱼类尤其是深海鱼类，如三文鱼、鲱鱼、凤尾鱼等含有较多 ω-3 多不饱和脂肪酸，其中的二十二碳六烯酸对胎儿脑和视功能发育有益，每周最好食用 2 ~ 3 次。食用畜禽类时尽量剔除皮和肉

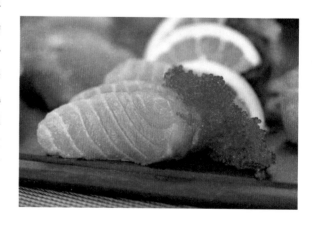

眼可见的肥肉，畜肉可优先选择牛肉。

6. 孕中晚期一天的食物量

孕中期一天的食物建议量：谷类 200～250 g、薯类 50 g，全谷物和杂豆不少于 1/3；蔬菜类 300～500 g，其中绿叶蔬菜和红黄色等有色蔬菜占 2/3 以上；水果类 200～400 g；鱼、蛋、畜禽肉类（含动物内脏）每天总量 150～200 g；牛奶 300～500 g；大豆类 15 g、坚果 10 g；烹调油 25 g；食盐不超过 6 g。

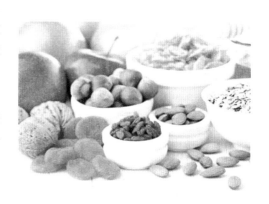

孕晚期一天食物建议量：谷类 200～250 g、薯类 50 g，全谷物和杂豆不少于 1/3；蔬菜类 300～500 g，其中绿叶蔬菜和红黄色等有色蔬菜占 2/3 以上；水果类 200～400 g；鱼、蛋、畜禽肉类（含动物内脏）每天总量 200～250 g；牛奶 300～500 g；大豆类 15 g、坚果 10 g；烹调油 25 g；食盐不超过 6 g。

7. 维持孕期适宜增重

体重增长状况是反映孕妇营养状况的最客观、最简便易行的状况指标，并直接关系宝宝的出生体重和妊娠并发症等妊娠结局。为保证胎儿正常生长发育，减少或减轻妊娠并发症的发生，应使孕妇孕期的体重增长维持在适宜的范围。这就要做到合适的膳食摄入量，开展适度的身体活动，既要预防低体重儿的产生，又要预防妊娠糖尿病和巨大儿的发生。虽然孕期对能量和各种营养素的需要量有所增加，但无节制的、不合理的过多膳食摄入会产生能量摄入大于消耗，容易造成过剩的情况，引起体重增长过快，这不是我们要的健康体重。研究表明，若孕妇怀孕前患有糖尿病，或妊娠期出现糖尿病，高血糖可使胚胎发育异常甚至死亡，流产发生率可达 15%～30%；由于母体血糖高，胎儿长期处于母体高血糖所致高胰岛素血症环境中，促进蛋白、脂肪合成和抑制脂解作用，导致躯体过度发育形成巨大胎儿（指胎儿体重达到或超过 4 000 g）的发生率高达 25%～42%，而巨大儿成年后患肥胖症、高血压、糖尿病等的概率明显增加。

但是，如果孕期不能做到平衡膳食，体重增长不足，除母体健康受到影响外，也可导致胎儿发育不良，并增加其成年后的健康风险。

孕早期一般体重变化不是很大，孕妇可每个月测量 1 次体重。孕中晚期应每周测量体重，并根据体重增长速率调整能量摄入和身体活动水平，使能量摄入和身体活动消耗趋于平衡，维持体重的适宜增长。体重增长不足者可适当增加能量密度高的食物摄入，体重增长过高者应在保证营养素供应的同时注意控制总能量的摄入，并适当增加身体活动。为准确掌握体重变化情况，要注意称重的质量控制，首先要使用经过校正、精准度高的体重秤，其次要注意每次称重前均应排空大小便，脱鞋帽和外套，衣着件数保持在基本相同状态（冬天为防止受凉，可在称重后再称冬衣重量，计算体重时减去冬衣重量即可），以保证测量数据的准确性和长期连续监测的有效性，最后要记录每次称重的数据，以便前后对照，一目了然。

由于我国目前尚缺乏足够的数据提出孕期适宜增重的推荐值，中国营养学会建议以美国医学研究院 2009 年推荐的妇女孕期体重增长适宜范围和速率作为监测和控制孕期体重适宜增长的参考。孕前不同的体质指数（BMI）妇女在孕期体重总增重的适宜范围及孕中晚期每周的增重速率参考值如表 7 所示。孕妇可自行观察体重是否适宜增长，也可咨询当地妇幼保健机构或乡镇（街道）卫生院妇幼专业人员。

表 7　孕期适宜体重增长值及增长速率

孕前 BMI/(kg·m^{-2})	总增重范围 /kg	孕中晚期增重速率 /(kg·w^{-1})
低体重（＜18.5）	12.5 ～ 18	0.51（0.44 ～ 0.58）
正常体重（18.5 ～ 24.9）	11.5 ～ 16	0.42（0.35 ～ 0.50）
超重（25.0 ～ 29.9）	7 ～ 11.5	0.28（0.23 ～ 0.33）
肥胖（≥ 30.0）	5 ～ 9	0.22（0.17 ～ 0.27）

注：1. 双胎孕妇孕期总增重推荐值：孕前体重正常者为 16.7 ～ 24.3 kg，孕前超重者为 13.9 ～ 22.5 kg，孕前肥胖者为 11.3 ～ 18.9 kg。

2. 引自《中国居民膳食指南（2016）》。

8. 孕期如何开展适当的身体活动

当前社会上特别是农村对女性一旦怀孕就会像"国宝"一样养起来，讲究多吃不用说，对开展身体活动避之不及，孕早期生怕动了胎气，孕中晚期生怕流产、早产。实际上，孕期开展适当的身体活动对维持适宜的体重增长是必不可少的，因为若无医学禁忌，多数活动和运动对孕妇都是安全的，更何况身体活动还有利于愉悦心情和自然分娩。健康的孕妇在孕中晚期每天应进行

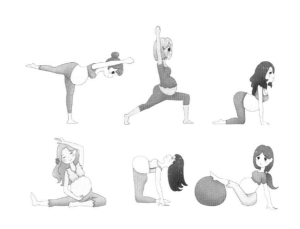

30 min 中等强度的身体活动，主观感觉心率明显加快，一般为运动后心率达到最大心率的 50% ~ 70%（最大心率可用 220 减去年龄计算得到，如年龄 30 岁，最大心率为 220–30 = 190 次 / 分，活动后的心率以 95 ~ 133 次 / 分为宜），稍觉疲劳，但 10 min 左右可得以恢复。常见的中等强度运动包括快走、游泳、打球、跳舞、孕妇瑜伽、各种家务劳动等。孕妇应根据自己的身体状况和孕前的运动习惯，结合主观感觉选择活动类型，量力而行，循序渐进。同时，尽可能每天有 1 ~ 2 h 的户外活动，有利于接受紫外线照射，促进机体皮肤内的 7–脱氢胆固醇转变为维生素 D。

9.适应孕育新生命的变化

怀孕期间身体内分泌及身形出现的变化、准妈妈对孩子健康和未来的憧憬、在工作及社会角色等方面遇到的调整等，这些都可能会影响孕妇的情绪，需要以正能量的心态去面对和适应。定期去当地妇幼保健机构或乡镇（街道）卫生院进行孕期检查，出现不适时能正确处理并及时就医，遇到困难多与家人和亲朋好友沟通，以获得必要的心理慰藉和帮助支持。适当开展户外活动和家务劳动有助于释放压力，愉悦心情。

10.充分做好母乳喂养的准备

母乳喂养对宝宝和妈妈都是最好的选择，绝大多数孕妇都可以而且应该用自己的乳汁哺育孩子，除了母乳可以满足 6 月龄以内的宝宝的营养需要外，其他任何一种食物、任何代乳品都无法替代母乳。成功的母乳喂养不仅需要健康的身体准备，还需要积极的心理准备。孕妇应尽早了解母乳喂养的好处，增强

母乳喂养的意愿，了解和学习母乳喂养的方法和技巧，为母乳喂养做好充分的准备。

（1）心理准备。准妈妈要充分了解和理解母乳喂养的好处，提高开展母乳喂养的主动性和自觉性。母乳喂养是指在出生后 6 个月内完全以母乳作为满足婴儿的全部能量和营养素需要的喂养方式。即使在 7 ～ 24 月龄时，仍应继续母乳喂养，甚至延续到 2 岁或以上，母乳喂养时间越长，母子双方受益越多。世界卫生组织认为，母乳喂养可以降低儿童的死亡率，其对健康的益处可以延续到成人期。世界卫生组织和联合国儿童基金会联合推荐 0 ～ 6 月龄婴儿完全由母乳喂养，并且在婴儿出生的头一个小时里就开始母乳喂养。

母乳是婴儿最理想的食物，其好处如下：一是给婴儿提供全面营养。母乳所含的营养物质齐全，生物利用率高，所以非常适合婴儿生理特点和快速生长发育的需要。每 100 mL 母乳含蛋白质约 1.1 g，虽仅为市售纯牛奶的 1/3，但氨基酸组成比例适宜，且以乳清蛋白为主，易于消化吸收。母乳中含有较多牛磺酸和花生四烯酸以及二十二碳六烯酸，可以帮助婴儿脑及视网膜的发育。母乳还含有丰富的必需脂肪酸，比牛奶更易消化吸收。母乳的钙含量低于牛奶，但钙、磷比例为 2 : 1，比例非常适当，有利于钙的吸收。母乳中铁含量与牛奶相当，但吸收率远高于牛奶。由于母乳中矿物质含量适当，渗透压比牛奶低，所以更符合婴儿肾脏的耐受能力。另外，母乳中的维生素含量虽受乳母膳食摄入的影响，但维生素 A、维生素 E、维生素

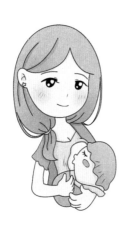

C 一般都高于牛奶。二是母乳含丰富的免疫活性物质（免疫因子）和免疫细胞，前者如分泌型免疫球蛋白、乳铁蛋白、溶菌酶、纤维结合蛋白、双歧因子等，后者如巨噬细胞、淋巴细胞等，这些对于婴儿来说至关重要，可有效提高其免疫功能，抵抗感染，减少疾病的发生，有助于婴儿免疫系统的成熟。产后 7 d 内乳母分泌的乳汁称为初乳，其质地黏稠，含有的蛋白质、长链多不饱和脂肪酸、微量元素、免疫活性物质都比成熟乳高许多，对婴儿弥足珍贵。因此，应

尽早开奶，产后尽快让婴儿吸吮母亲乳头，30 min 内即可喂初乳。尽早开奶还可减轻婴儿生理性黄疸、生理性体重下降和低血糖的发生。研究表明，出生后6个月内完全母乳喂养的婴儿可明显降低婴儿腹泻的发病率和病程，也有利于减少新生儿肺炎、中耳炎、菌血症、脑膜炎及尿路感染等疾病的发生，并可降低妇女停经前发生乳腺癌与卵巢癌的风险。三是母乳喂养能给孩子充分的肌肤接触，有利于增进母子情感，促进婴儿的体格和智力发育。而且，母乳喂养对产妇恢复健康也有很多好处：婴儿对乳房不断地吸吮刺激使催乳素产生的同时促进缩宫素产生，缩宫素使子宫收缩，可减少产后出血，从而减少孕妇产后贫血的发生。乳汁分泌本身就是消耗能量的过程，有利于降低孕期增加的体重，使乳母早日恢复到孕前的健康水平。同时，乳母的月经复潮及排卵较不哺乳者延长，母体内的蛋白质、铁和其他营养物质通过产后闭经得以储存，有利于产后恢复。

（2）营养准备。孕期的平衡膳食和适宜的体重增长使孕妇身体有适当的脂肪蓄积和各种营养储备，有利于产后泌乳。正常情况下，孕期增重中有3～4 kg 的脂肪是为产后泌乳贮备的能量，而母乳喂养有助于蓄积脂肪的消耗和产后体重的恢复。

（3）乳房护理。孕中期乳房开始逐渐发育，此时应适时更换胸罩，选择能完全罩住乳房并能有效支撑乳房底部及侧边，而不挤压乳头的胸罩，避免顾虑外形而过于压迫乳头妨碍乳腺的发育。孕中晚期应经常对乳头、乳晕进行揉捏、按摩和擦洗，以增强乳头、乳晕的韧性和对刺激的耐受性。日常可用温水擦洗乳头，但忌用肥皂、洗涤剂或酒精等，以免破坏保护乳头和乳晕的天然油脂，造成乳头皲裂，影响日后哺乳。乳头较短或内陷者，不利于产后宝宝的吸吮，应从孕中期开始坚持每天向外牵拉，使其保持外露状态。

（4）合理用药。妊娠妇女常因一些异常情况或未怀孕前患有慢性疾病而需要用药物治疗。孕妇用药对胎儿的影响因药物种类的不同而有差别。许多药物可以自由地通过胎盘屏障，有些药物可能会引起胎儿的发育异常，甚至造成胎儿畸形，所以原则上孕妇最好不用药，但确因疾病必须用药的，则应注意以下用药原则：a.孕妇看病就诊时，应告诉医生自己已怀孕和妊娠时间，而任何一位医生在对育龄妇女问病时也都应询问末次月经及受孕情况。b.用药必须有明确的适应证。既不能滥用，又不能有病不用，更不能自行用药，一定要在医生的指导下使用已明确对胚胎或胎儿无害的药物。c.可用可不用的药物应尽量不用或少用。尤其是在妊娠的前3个月，能不用的药或暂时可停用的药物应坚持不用或暂停使用。d. 严格掌握用药剂量和用药持续时间，病情控制后及时停药。e. 当两种以上的药物有相同或相似的疗效时，应选用对胎儿危害较小的药物。f. 禁止使用已肯定的致畸药物。若孕妇病情危重，则由医师慎重权衡利弊后，做出是否使用的决定。g. 能单独用药就避免联合用药，能用比较肯定对胎儿危害较小的药物，就不用尚不能肯定是否对胎儿有危害的新药。h. 禁止在孕期用试验性用药包括妊娠试验用药。

（5）食物安全。a. 避免吃各种"污染"食品。应尽量选用新鲜天然食品，避免食用含食品添加剂、色素、防腐剂的食品。水果等要洗净后才食用，避免残留农药的危害。b. 避免吃含咖啡因的食品。孕妇不要过多饮用咖啡、浓茶以及其他含咖啡因的饮料和食品。c. 烟草、酒精对胚胎发育的各个阶段都有明显的毒性作用，容易引起流产、早产和胎儿畸形。有吸烟、饮酒习惯的妇女必须戒烟（包括被动吸烟）禁酒。d. 避免吃腌制食品，减少亚硝酸盐的危害。e. 过敏性体质的孕妇慎食致敏食品，致敏食品很可能会引起流产、早产，导致胎儿畸形等多种恶性后果。

温馨提示：下列提出的问题是根据孕妇的生理特点和营养需要，在充分的科学证据基础上得出的结论，孕妇应予以理解并牢记。

第一，由于怀孕引起的生殖器官发育和全身生理变化，孕妇对能量、蛋白质、叶酸、钙、铁和碘的需要量大为增加，须予以充分关注。

第二，孕期铁缺乏会增加早产、流产发生的风险，而孕期碘缺乏严重会损害胎儿脑和智力发育。因此，要按膳食指南的指导意见补铁补碘。

第三，孕早期要保证摄入含必要量的碳水化合物的食物，避免发生因酮血症损害胎儿脑和神经系统的发育。

第四，孕期在保证充足营养的前提下，进行适当的有氧运动有利于保持孕期适宜的体重增长，也关乎胎儿出生体重、妊娠并发症等妊娠结局。

第五，孕期吸烟、喝酒会危害胎儿的正常发育，必须严加

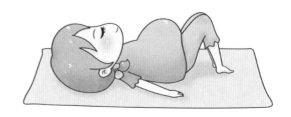

坚持运动

禁止。

第六，孕期充足睡眠，保持愉悦的心情有利于优孕优育。

【知识链接】

1. 孕妇的生理特点

孕妇妊娠期在胎盘产生的激素参与和神经内分泌的影响下，其体内各系统及相关器官会发生一系列生理变化和功能改变，以适应和满足胎儿生长发育的需要，并为分娩做好准备。

（1）生殖系统的变化。

①子宫。妊娠期子宫的重要功能是孕育胚胎，直至胎儿娩出都发挥着重要作用，是孕妇身体在妊娠期及分娩后变化最大的器官。

随着妊娠进展，胎儿、胎盘及羊水形成并发育，子宫体逐渐增大变软，至妊娠足月时子宫体积可增加约1 000倍，重量约增加近20倍。妊娠12周后，增大的子宫逐渐超出盆腔，在耻骨联合上方可触及。自妊娠12～14周起，子宫可出现生理性、不规律、不对称、无痛性收缩，持续时间不足30 s，有效的子宫收缩有利于产后子宫胎盘剥离面迅速止血。妊娠期子宫血管扩张、增粗，子宫血流量增加，以适应胎儿与胎盘间循环的需要。妊娠期宫颈黏液增多，形成黏稠黏液栓，其中富含免疫球蛋白及细胞因子，有保护宫腔免受外来感染侵袭的作用。

②卵巢。妊娠期卵巢排卵和新卵泡发育均停止，于妊娠6～7周前产生大量雌激素及孕激素，以继续维持妊娠。

③阴道。妊娠期阴道壁皱襞增多，周围结缔组织变疏松，伸展性增加，有利于分娩时胎儿的通过。

④外阴。妊娠时由于子宫增大，盆腔及下肢静脉血回流受阻，有些孕妇可出现外阴或下肢静脉曲张，此种状况在产后多自行消失。

（2）乳房的变化。孕妇妊娠期间，由胎盘分泌大量雌激素和孕激素分别刺激乳腺腺管与乳腺腺泡发育，并在其他激素参与下，乳腺发育逐步完善。乳房于妊娠早期开始增大，充血明显，孕妇自觉乳房发胀是孕早期的常见表现。乳腺充分发育后，由于大量雌、孕激素的存在抑制乳汁生成，所以无乳汁分泌（在接近分娩期挤压乳房时可有少量淡黄色稀薄液体溢出即初乳），在产后胎盘娩出后，雌、孕激素水平迅速下降，经新生儿吸吮乳头，乳汁方开始分泌。

（3）内分泌系统的变化。母体为孕育新生命必定会发生内分泌的一系列变化，既要维系胎儿的发育，又要有效调节母体的能量代谢，支持营养素的吸收和利用，保障妊娠成功。

①妊娠黄体及胎盘分泌的大量雌、孕激素引发下丘脑及腺垂体的负反馈作用，使促卵泡生成素和促黄体生成素分泌减少，所以孕妇在妊娠期间卵巢内的卵泡不再发育成熟排卵。

②催乳激素分泌增加。妊娠期催乳激素分泌增加可刺激胎盘和胎儿的生长以及母体乳腺的发育，促进乳汁合成，并刺激母体脂肪分解，使血游离脂肪酸和甘油的浓度增高，更多的葡萄糖被运送至胎儿，在维持营养物质由母体向胎体转运方面发挥了重要作用。

③孕期甲状腺素水平的改变。孕期血液甲状腺素 T_3、T_4 水平升高，但游离甲状腺素升高不多，体内合成代谢增加，基础代谢率至孕晚期升高 15%～20%，孕晚期基础代谢耗能每天约增加 628 kJ。孕妇与胎儿体内的促甲状腺激素都不能通过胎盘，须各由自身调节甲状腺功能。

（4）血液系统的变化。

①血容量增加。为适应子宫胎盘及各组织器官增加的血流量，从妊娠6～8周开始血容量逐渐增加，至妊娠32～34周达到高峰，最高可增加到45%左右，平均约增加 1 500 mL，一直维持到分娩，这对维持胎儿生长发育是极为重要的。由于血浆量的增加多于红细胞的增加，孕妇会出现生理性血液稀释的现象。

②血液成分变化。妊娠期骨髓造血增加，网织红细胞轻度增多。由于血液稀释，红细胞计数、血红蛋白值均低于未怀孕期，白细胞计数轻度增加，血浆蛋白（主要是白蛋白）也降低。

孕期血浆葡萄糖、氨基酸、铁以及水溶性维生素（B族维生素、维生素C）含量均降低。但脂溶性维生素（如维生素E）的血浆水平上升约50%，而维生素A变化不大。

③高凝状态。妊娠期血液处于高凝状态，使产后胎盘剥离面血管内迅速形成血栓，这是预防产后出血的重要机制。

（5）循环系统的变化。

①心脏变化。至妊娠末期，心脏容量约增加10%，休息时心率每分钟增加10～15次。

②心排出量增加。由于外周血管阻力下降，心率增加以及血容量增加，心排出量自妊娠10周开始逐渐增加，到32～34周达高峰，左侧卧位时较未怀孕期约增加30%。心排出量增加是孕期循环系统最重要的改变，有基础心脏病的孕妇易在妊娠、分娩期发生心衰，必须引起重视。

③血压变化。一般妊娠24～26周后血压轻度升高。侧卧位能解除子宫压迫，改善血液回流。因此，妊娠中晚期应引导和鼓励孕妇侧卧位休息，避免仰卧位造成低血压综合征的发生。

（6）呼吸系统的变化。孕妇耗氧量于妊娠中期增加10%～20%，肺通气量约增加40%，有过度通气现象，使动脉血氧分压增高、二氧化碳分压降低，有利于供给孕妇及胎儿所需的氧，通过胎盘排出胎儿血中的二氧化碳。妊娠晚期子宫增大，膈肌上升活动幅度减小，胸廓活动幅度加大，以胸式呼吸为主，但气体交换仍保持不减。受雌激素影响，上呼吸道黏膜增厚，轻度充血、水肿，容易发生上呼吸道感染，需注意日常防护。

（7）消化系统的改变。受黄体酮分泌增加的影响，胃肠道平滑肌张力降低，蠕动减慢，胃排空时间延长，孕妇易出现上腹部饱满感。由于胃贲门括约肌松弛，胃内容物可逆流入食管下部，引起反胃等早孕反应，并出现胃烧灼感症状。孕妇妊娠期消化液和消化酶分泌相对减少，易出现消化不良的情况。由于肠蠕动减弱，粪便在大肠停留的时间增多引起便秘，而成团的粪块压迫肠壁静脉，使静脉回流更加不畅，而且排便时需要用力而致使腹压增高、痔静脉扩张，导致孕妇易发生痔疮或致原有痔疮病情加重。有文献报道，孕妇痔疮发生率高达76%，这也是平常所讲的"十女九痔"的来历。

另外，消化系统出现的上述功能改变可使食物在肠道停留的时间延长，有利于钙、铁、维生素 B_{12}（尤其是素食孕妇）及叶酸等营养素的生物吸收率提高，这对孕妇妊娠期的营养改善有积极的一面。

（8）泌尿系统的改变。孕妇妊娠期有效肾血流量及肾小球滤过率增加，且在整个妊娠期维持较高水平，但肾小管再吸收能力没有相应增加，因而尿中的葡萄糖、氨基酸和水溶性维生素（如维生素 B_2、维生素 B_6、叶酸、烟酸）的代谢终产物排出量增加，所以部分孕妇在餐后可出现糖尿，称为妊娠期生理性糖尿，应与真性糖尿病相鉴别。另外，孕妇膀胱受到增大的子宫压迫会出现尿频现象。

（9）体重的变化。有相关文献报道，不节制进食的健康初孕妇女体重增长的平均值为 12.5 kg 左右，经产妇平均值为 11.5 kg 左右。胎儿、胎盘、羊水、增加的血浆容量及增大的乳腺和子宫被称为必要性体重增加。孕妇未怀孕前体重及孕期的必要性体重与胎儿出生体重密切相关。

建议孕妇以未怀孕时的体质指数（BMI）为基础，推荐妊娠期的适宜增重范围如下：

①未怀孕时体重正常的孕妇，妊娠期适宜增重 12 kg，妊娠 20 周（为妊娠一半时间的节点）后，应按照妊娠期适宜增重 12 kg 的总体指标，结合当时已增重的情况来确定下个 20 周的每周增重的量，专家建议孕后 20 周的每周宜增重 400 g。所以，要注意安排好妊娠期前 20 周体重的适宜增长，使之规律、合理地达到妊娠期适宜增重的推荐指标（本提示也适合后面 3 种情况）。

②未怀孕时体重超过标准体重15%左右的孕妇，妊娠期适宜增重 7～8 kg，妊娠 20 周后，每周增重不宜超过 300 g。

③未怀孕时体重低于标准体重10%的孕妇，妊娠期适宜增重 14～15 kg。在孕后 20 周后，每周宜增重为 500 g。

④双胎妊娠的孕妇在妊娠期适宜增重 18 kg。妊娠 20 周后，每周宜增重 650 g。

2. 孕妇营养

孕妇是指处于妊娠这个特定生理状态下的女性，妊娠期妇女通过胎盘转运供给胎儿生长发育所需的全部营养，所以孕妇营养与胎儿健康生长和智力发育密切相关。经过 280 d 妊娠期，准妈妈将一个单细胞受精卵孕育成体重约 3.2 kg 的新生儿。与未怀孕的同龄女性相比，孕妇生殖器官及胎儿的生长和发育需要更多的营养。实践证明，保证孕妇母体营养对妊娠结局将产生直接的至关重要的影响。需要提醒的是，营养不良的孕妇通过积极的营养改善措施能明显地改善妊娠结局，并维持孕妇的自身健康。世界卫生组织将从怀孕开始到宝宝 2 周岁的 1 000 d 定义为一个人生长发育的"机遇窗口期"，认为母婴营养至关重要，关乎胎儿的正常发育和幼儿成长，乃至影响到成人期慢性病发病率，就是说关系其一生的健康。

孕妇为适应妊娠期间增大的子宫、乳房、胎盘和胎儿生长发育的需要，妊娠期所需的营养必须高于未怀孕期。若孕妇在妊娠期出现营养不良，将会直接影响妊娠结局和母体健康，其中对胎儿的影响主要包括胎儿在母体内生长停滞，宫内发育迟缓，导致器官发育不全、胎儿生长受限，容易造成流产、早产、胎儿畸形和死胎，新生儿低出生体重发生率增加。近年来，新生儿低出生体重受到关注。研究表明，低出生体重新生儿与成年后高血压、糖耐量异常发生率有关，是除吸烟、饮酒和其他危险因素外的独立危险因素。研究显示，新生儿低出生体重的相关因素与母体营养状况有关，包括孕前母体体重和身高不够、母体孕期营养不良、孕期增重不够、孕期血浆总蛋白和白蛋白水平低下、孕期贫血、孕妇吸烟或酗酒等。在妊娠期增加营养的关键在于摄入营养素密度高的食物，含有丰富的蛋白质、脂肪、碳水化合物、矿物质和维生素，但同时要注意避免营养过剩，以免造成生出巨大儿等情况。

孕妇在整个妊娠期都需要注意并持续监测体重变化，并根据体重变化及时调整膳食和身体活动情况。孕妇较理想的体重增长速度应为妊娠早期总共增长 1 ～ 2 kg；妊娠中期及晚期，每周增长 0.3 ～ 0.5 kg，总共增长 10 ～ 12 kg，肥胖孕妇每周增长 0.3 kg，总共增长为 7 ～ 9 kg。凡每周体重增加小于 0.3 kg 或大于 0.55 kg 者，应注意适当调整其能量摄入，使每周体重增加维持在 0.5 kg 左右。

（1）能量。合理摄取能量是成功妊娠的基础。与未怀孕比较，妊娠期间每日至少应增加 419 ～ 1 256 kJ 热量。蛋白质、脂肪、碳水化合物在人体内氧化后均可产生热能，可按蛋白质占 15%、脂肪占 25%、碳水化合物占 60% 的比例摄入食物。按照中华民族传统的饮食习惯，中国营养学会建议一般人群蛋白质占总能量的 10% ～ 15%，脂肪占 25% ～ 30%，碳水化合物占 50% ～ 65%。碳水化合物主要来源于主食，即我们通常讲的粮食（稻米、麦类和薯类），蛋白质和脂肪则来源于动物性食物（畜、禽、鱼、蛋、奶）、蔬菜和水果、大豆与坚果，以及食用油等。

（2）蛋白质。《中国居民膳食营养素参考摄入量（2013 版）》提出，在妊娠中期，孕妇进食蛋白质每日应增加 15 g，达到每日 70 g；在妊娠晚期，每日应增加 30 g，达到每日 85 g。若在妊娠期摄取蛋白质不足，会造成胎儿脑细胞分化缓慢，导致脑细胞总数减少，影响智力发育。优质蛋白质主要来源于动物性食物，如鱼、禽肉、畜肉、牛奶等奶制品、鸡蛋及大豆和其制品等。

（3）碳水化合物。碳水化合物是提供机体占 60% 左右的主要供给热量的食物。孕妇在进入妊娠中期以后，每日必须摄入主食 400 ～ 500 g，方能满足其对碳水化合物的需要。

（4）矿物质。人体内不能合成矿物质，必须从日常的食物和饮水中摄取。

妇幼老年人健康饮食

①钙。妊娠晚期，孕妇体内有 30 g 左右的钙储存在胎儿内，其余大部分钙存储在孕妇骨骼中，以备随时动员参与胎儿的生长发育。妊娠期必须增加钙的摄入，用以保证孕妇骨骼中的钙不致因为要满足胎儿对钙的需要而被消耗殆尽。《中国居民膳食营养素参考摄入量（2013 版）》建议，在妊娠早期，孕妇每日钙的推荐摄入量为 800 mg；在妊娠中晚期，每日钙的推荐摄入量应达到 1 000 mg。

②铁。妊娠 4 个月后，约有 300 mg 的铁进入胎儿和胎盘，500 mg 左右的铁储存在孕妇体内，为需要时合成血红蛋白做储备。《中国居民膳食营养素参考摄入量（2013 版）》建议，在妊娠早期，孕妇每日铁的推荐摄入量为 20 mg；在妊娠中晚期，每日铁的推荐摄入量分别为 24 mg、29 mg。动物肝脏和血、畜肉、禽肉、鱼类是膳食铁的良好来源，一般动物性食物中铁的吸收率均较高，而蔬菜和牛奶制品含铁量不高并且生物利用率较低。

③锌。锌在人体参与蛋白质合成及细胞代谢活动，是体内 200 多种生物酶的组成部分，对胎儿和幼儿的生长发育和智力发育、免疫功能、物质代谢等都具有重要的作用。孕妇于妊娠后 3 个月若锌摄入不足，可导致胎儿生长受限、矮小症、流产、性腺发育不良及皮肤疾病等。《中国居民膳食营养素参考摄入量（2013 版）》建议，孕妇在整个妊娠期每日锌的推荐摄入量为 9.5 mg。锌的食物来源较广泛，但食物中的锌含量差别很大，吸收利用率也有很大差异。贝壳类海产品（如牡蛎、蛏干、扇贝等）、

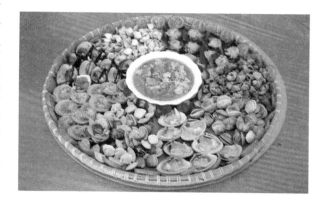

畜肉与禽肉及其内脏均为膳食锌的良好来源，蛋类、豆类、谷类胚芽、燕麦、花生等也富含锌，但蔬菜和水果类锌含量较低。精细的粮食加工过程可导致锌大量丢失，如小麦加工成精白面粉可致大约 80% 的锌被去掉。

④碘。妊娠期碘的需要量增加，若孕妇膳食中碘的供给量不足，可发生胎儿甲状腺功能减退和神经系统发育不良。《中国居民膳食营养素参考摄入量（2013 版）》建议，孕妇在整个妊娠期每日碘的推荐摄入量为 230 μg，要求孕

妇在整个妊娠期要坚持食用含碘食盐。

⑤硒。硒是人体必需的微量元素，具有抗氧化、抗肿瘤、维持正常免疫功能、保护心血管和心肌健康等功能。若孕妇膳食中硒缺乏，会引起胎儿原发性心肌炎和孕妇围生期（指怀孕 28 周到产后一周这一分娩前后的重要时期）心肌炎。《中国居民膳食营养素参考摄入量（2013 版）》建议，孕妇在整个妊娠期每日硒的推荐摄入量为 65 μg，比未怀孕期每日增加 5 μg。硒的良好来源是海产品和动物内脏与肉，如鱼子酱、海参、牡蛎、猪肾等，谷类和其他种子的硒含量因区域环境不同而差异很大，主要跟它们生长的土壤的硒含量有关。蔬菜和水果的硒含量甚微。

⑥钾。钾为人体的重要常量元素之一，正常成人体内钾总量约为 50 mmol/kg，血钾浓度为 3.5 ～ 5.5 mmol/L。钾具有维持蛋白质与碳水化合物的正常代谢、维持细胞内正常渗透压和细胞内外正常的酸碱平衡、维持神经肌肉的应激性和心肌的正常功能、降低血压等重要生理功能。人体内钾总量减少可引起钾缺乏症，表现在神经肌肉、消化、心血管、泌尿、中枢神经等系统发生功能性和病理性改变，出现如肌肉无力、瘫痪、心律失常、横纹肌肉裂解症及肾功能障碍等症状。一般孕妇在妊娠中期后血钾浓度下降约 0.5 mmol/L，但若血钾过低，会引起乏力、恶心、呕吐，乃至碱中毒。《中国居民膳食营养素参考摄入量（2013 版）》建议，孕妇在整个妊娠期每日钾的适宜摄入量为 2 000 mg。

（5）维生素。维生素参与调节机体物质代谢重要的生理过程，是维持身体健康所必需的重要物质。大多数维生素不能在机体内合成，虽然需要量很少，但必须由食物中获得。维生素分为脂溶性维生素（维生素 A、维生素 D、维生素 E、维生素 K）和水溶性维生素（B 族维生素、维生素 C）两大类，B 族维生素主要有维生素 B_1（硫胺素）、维生素 B_2（核黄素）、维生素 B_6（吡哆醇）、维生素 B_{12}（钴胺素）、维生素 B_3（烟酸）、叶酸、泛酸、生物素。

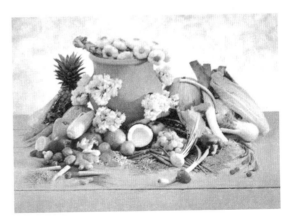

①维生素 A，又称视黄醇。《中国居民膳食营养素参考摄入量（2013 版）》提出，孕妇在

妇幼老年人健康饮食

妊娠早期每日维生素 A 的推荐摄入量为 700 μg，与未怀孕期相同；在妊娠中晚期，每日维生素 A 的推荐摄入量为 770 μg，比未怀孕期每日增加 70 μg。维生素 A 含量高的食物来源于两部分，一部分来自动物性食物，如畜类肝、禽类肝、鸡心、蛋黄等；另一部分来自富含胡萝卜素的黄绿色蔬菜和水果，如枸杞子、豆瓣菜（扁蓄菜）、紫苏（鲜）、西兰花、薯叶、胡萝卜等。若孕妇体内缺乏维生素 A，孕妇自身会发生夜盲、贫血、早产，胎儿则可能致畸（唇裂、腭裂、小头畸形等）。

②B 族维生素，尤其是叶酸供给量应增加。《中国居民膳食营养素参考摄入量（2013 版）》建议，孕妇在整个妊娠期每日叶酸的推荐摄入量为600 μg DFE，比未怀孕期每日增加 200 μg DFE。孕妇妊娠早期若缺乏叶酸，容易发生胎儿神经管缺陷畸形。富含叶酸的食物主要为动物肝与肾、鸡蛋、豆类、绿叶蔬菜、水果和坚果类等。为确保在妊娠前 3 个月有足量的叶酸摄入，建议孕妇每日应多摄入富含叶酸的食物。

③维生素 C。维生素 C 又称抗坏血酸，具有重要的生理功能，如抗氧化作用、在维护骨骼与牙齿的正常发育方面起着重要的作用、促进铁的吸收等。所以，为促进胎儿的骨骼、牙齿的正常发育，孕妇每天要注意维生素 C 的摄入。《中国居民膳食营养素参考摄入量（2013 版）》提出，孕妇在妊娠早期每日维生素 C 的推荐摄入量为 100 mg，而在妊娠中晚期，每日维生素 C 的推荐摄入量为 115 mg，比未怀孕期和孕早期每日增加推荐摄入量 15 mg。维生素 C 含量高的食物主要有新鲜蔬菜和水果，尤其是黄绿色蔬菜和色彩鲜艳的水果。

④维生素 D。维生素 D 的一项重要生理功能是参与机体钙磷代谢，孕妇若缺乏维生素 D，可影响胎儿的骨骼发育。《中国居民膳食营养素参考摄入量（2013 版）》建议，孕妇在整个妊娠期每日维生素 D 的推荐摄入量为 10 μg，与未怀孕期相同。天然食物来源的维生素 D 不是很多，主要存在于海水鱼、动物肝脏、蛋黄中，鱼肝油中含量很高。母乳和牛奶维生素 D 含量较低，蔬菜、谷类和水果仅含少量的维生素 D，但几乎没有维生素 D 的活性。健康孕妇应经常开展户外活动，促进皮肤形成维生素 D，以作为膳食摄入不足的补充。

⑤维生素 E。维生素 E 又称生育酚，其基本生理功能是保护细胞和细胞内部结构完整，防止某些酶和细胞内部成分遭到破坏。比如其对细胞膜，尤其是对红细胞膜上长链多不饱和脂肪酸稳定性起保护作用，因此孕期维生素 E 的补充可能对预防新生儿溶血有益。《中国居民膳食营养素参考摄入量（2013 版）》

建议，孕妇在整个妊娠期每日维生素 E 的适宜摄入量为 14 mg α-TE。维生素 E 广泛存在于各种食物中，谷类、豆类、坚果仁中含量丰富。

⑥维生素 K。维生素 K 主要与凝血有关，凝血过程中至少有 4 种凝血因子有赖于维生素 K。维生素 K_1（叶绿醌）在绿色蔬菜中含量丰富，动物肝脏、鱼类的含量也较高，肉类和乳制品含量中等，谷物和水果中则含量较少。维生素 K_2 称为甲基萘醌类，多由细菌合成。产前补充维生素 K，或新生儿出生后常规补充维生素 K 均可以有效预防维生素 K 缺乏性出血性疾病。《中国居民膳食营养素参考摄入量（2013 版）》建议，孕妇在整个妊娠期每日维生素 K 的适宜摄入量为 80 μg。

3. 妊娠期特有的疾病

孕妇在妊娠期间可能发生一些特有的疾病，这些疾病不同于一般的内科疾病（有时也可与孕妇原有的内科疾病合并存在），只在妊娠期发病，且大多于妊娠结束后自然消退。

（1）妊娠期高血压疾病。妊娠期高血压疾病是妊娠时与血压升高并存的一组疾病，主要临床表现为血压高，较重时出现蛋白尿，严重时发生抽搐（肌肉或肢体不自主抽动），发生率为 5% ~ 12%，严重影响母婴健康，是造成孕产妇和围产儿病死率升高的主要原因。妊娠期高血压疾病包括妊娠期高血压、子痫前期（妊娠 20 周后，出现血压升高和蛋白尿，并可出现头痛、恶心、呕吐等症状）和子痫（在子痫前期的基础上发生不能用其他原因解释的抽搐）等。

流行病学调查发现，孕妇年龄 ≥ 40 岁，有高血压、慢性肾炎、糖尿病等基础疾病，初次产检时体质指数（BMI）≥ 35 kg/m²，多胎妊娠，首次怀孕，妊娠间隔时间 ≥ 10 年及孕早期收缩压 ≥ 130 mmHg 或舒张压 ≥ 80 mmHg 等均易发生妊娠期高血压疾病。妊娠期高血压疾病至今病因不明，但由于该病在胎盘娩出后常很快缓解或可自愈，所以有专家称之为"胎盘病"，认为是母体、胎盘、胎儿等众多因素作用的结果。例如，认为存在血管方面相关因素、免疫反应因素；也认为存在遗传因素，发现妊娠期高血压疾病具有家族倾向性，但遗传的机理不明；认为存在营养缺乏因素，已发现并明确多种营养状况如低白蛋白血症和机体缺乏钙、镁、锌、硒等矿物质与子痫前期发生发展有关；认为存在胰岛素抵抗（指各种原因使胰岛素促进葡萄糖摄取和利用的效率下降，机体代偿性分泌过多胰岛素产生高胰岛素血症，以维持血糖的稳定）因素，发现有妊娠期高血压疾病的病人存在胰岛素抵抗，因此认为胰岛素抵抗与妊娠期高血压疾病的发生密切相关。

我国城乡从 20 世纪 90 年代开始坚持实施孕产妇系统管理以来，目前临床上已基本没有发现子痫病人。

孕妇发生妊娠期高血压疾病后，要在当地妇幼保健机构的指导下积极接受治疗。对于高危人群来说，要认真采取相应的预防措施，包括适度锻炼，做到适度锻炼与合理安排休息有机结合，保持妊娠期的适宜体重；合理饮食，可咨询当地妇幼保健机构，在其指导下安排科学合理的膳食；坚持补钙，低钙膳食的孕妇可在当地妇幼保健机构的指导下适量补钙；有高凝倾向的孕妇，要在当地妇幼保健机构的指导下，在孕前和整个妊娠期每日服用低剂量阿司匹林，进行预防性抗凝治疗。

（2）妊娠期糖尿病。妊娠期糖尿病是指孕妇妊娠前血糖正常，怀孕后出现糖尿病的。但也有孕妇怀孕前就患有糖尿病的称为糖尿病合并妊娠。以上两种情况统称为妊娠合并糖尿病，据临床统计，妊娠合并糖尿病中，80% 以上为妊娠期糖尿病。

妊娠合并糖尿病对母体和胎儿的影响程度主要看孕妇糖尿病的病情和血糖控制情况，若孕妇的糖尿病病情较重，或者血糖控制不理想，则会对孕妇本人和胎儿产生很大的影响，并且会给双方的近期乃至远期带来发生并发症的风险。

①对孕妇的影响。高血糖孕妇的流产发生率达 15% ~ 30%。糖尿病合并肾脏病变时，妊娠期高血压及子痫前期发病率高达 50% 以上，而且糖尿病孕妇若并发高血压，则病情较难控制，母体和胎儿的并发症明显增加，其主要并发症是感染，如生殖系统、泌尿系统、乳腺等感染，并且感染可加重糖尿病病情。高血糖致羊水过多的发生率是非糖尿病孕妇的 10 倍。因巨大胎儿发生概率增多，增高了难产、产道损伤、需手术产的风险概率。严重者易发生糖尿病酮症酸中毒，给孕妇和胎儿带来严重后

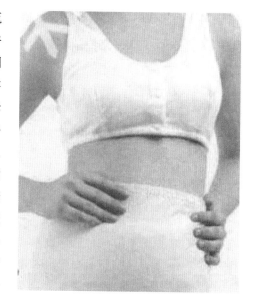

果，甚至造成孕妇死亡，也可导致胎儿致畸或死胎。

②对胎儿的影响。据临床统计，妊娠合并糖尿病的巨大胎儿发生率高达25%～42%，妊娠期糖尿病孕妇肥胖是发生巨大儿的重要危险因素。妊娠期糖尿病胎儿畸形发生率高于非糖尿病孕妇，严重畸形（以心血管畸形和神经系统畸形为主）发生率为正常妊娠的7～10倍，未怀孕时就患有糖尿病的孕妇尤其应在妊娠期加强对胎儿畸形的筛查。

③对新生儿的影响。新生儿呼吸窘迫综合征（指新生儿出生后4～12 h内出现进行性呼吸困难、面色灰白、口唇与指甲青紫，严重者发生呼吸衰竭）发生率增高。新生儿易发生低血糖，严重时危及新生儿生命。

临床上，大多数妊娠期糖尿病患者一般都不会出现明显的典型临床表现。对于怀孕前无糖尿病的孕妇而言，若存在妊娠期糖尿病的高危因素，包括孕妇年龄大于35岁、怀孕前超重或肥胖；有糖尿病家族史；有不明原因的死胎、流产、巨大儿分娩、胎儿畸形和羊水过多和妊娠期糖尿病史的，以及本次妊娠期间出现多饮、多食、多尿症状，外阴瘙痒、灼痛，霉菌性阴道炎（白带为豆腐渣样）反复发作，妊娠后期胎儿生长较快，发生巨大胎儿或羊水过多的，则应及早在当地妇幼保健机构的指导下明确诊断，积极接受治疗。

4.妊娠合并贫血

贫血是孕妇在妊娠期较为常见的并发症。世界卫生组织资料显示，有50%以上的孕妇患有贫血，属高危妊娠范畴，严重影响孕妇和胎儿的身心健康，极易造成不良妊娠结局。由于妊娠期血容量增加，并且血浆增加多于红细胞增加，血液呈"稀释"状态，所以称生理性贫血。妊娠期各类贫血以缺铁性贫血居多，约占95%。

（1）妊娠合并贫血的危害。妊娠期合并贫血对孕妇和胎儿都可造成一定的危害。由于母体氧含量低，经胎盘供氧和营养物质不足以满足胎儿生长所需，容易造成胎儿宫内生长受限、胎儿窘迫、早产或死胎；严重的贫血使母体失血耐受性降低，易发生失血性休克，降低产妇的免疫抵抗力，易并发产褥感染，危及生命。巨幼细胞性贫血严重时可诱发多种妊娠期疾病，而叶酸缺乏可能导致胎儿神经管缺陷等多种畸形。再生障碍性贫血会加重原有贫血病情，易引起感染，并易发生贫血性心脏病，甚至造成心力衰竭而危及生命。

（2）缺铁性贫血。由于胎儿生长发育及妊娠期血容量增加，此时机体对铁的需要量增加，而孕妇尤其处于妊娠中晚期的孕妇的铁摄取不足或吸收不良

（如维生素 C 可促进铁的吸收），均可引起贫血，出现头晕、气短、心悸、乏力、脸色苍白、注意力不集中、食欲减退等症状。

为避免妊娠合并缺铁性贫血的发生，孕妇应在怀孕前积极治疗失血性疾病如月经过多等情况，增加铁的贮备。妊娠期注意饮食多样化，尤其是摄入动物内脏与血、畜禽肉和鱼类等含铁丰富的食物，这样有助于各类营养物质包括铁的吸收利用。及时纠正影响铁吸收和加剧铁消耗的因素，如胃肠系统疾病及慢性感染、血液丢失等，服铁剂时禁忌饮浓茶、服用抗酸药物等，避免影响铁剂吸收效果。同时，应积极在当地妇幼保健机构的指导下接受治疗。

5.药物对胎儿的危害性等级

美国食品药物监督管理局（FDA）曾根据药物对胎儿的致畸情况将药物对胎儿的危害性等级分为 A、B、C、D、X 5 个级别。

A 级：经临床对照研究，无法证实药物在妊娠早期与中晚期对胎儿有危害作用，对胎儿伤害可能性最小，是无致畸性的药物。例如，适量维生素。

B 级：经动物实验研究，未见对胎儿有危害。无临床对照试验，未得到有害证据。可以在医师观察下使用。例如，青霉素、红霉素、地高辛、胰岛素等。

C 级：动物实验表明，对胎儿有不良影响。由于没有临床对照试验，只能在充分权衡药物对孕妇的益处、胎儿潜在利益和对胎儿危害情况下，谨慎使用。例如，庆大霉素、异丙嗪、异烟肼等。

D 级：有足够证据证明对胎儿有危害性。只有在孕妇有生命威胁或患严重疾病，而其他药物又无效的情况下考虑使用。例如，硫酸链霉素等。

X 级：动物和人类实验证实会导致胎儿畸形。在妊娠期间或可能妊娠的妇女禁止使用。例如，氨甲喋呤、己烯雌酚等。

（三）哺乳期妇女膳食指南

【引言简介】

哺乳期是母体用乳汁哺育新生子代，使其获得最佳生长发育并奠定一生基础的特殊生理阶段。哺乳期妇女（以下简称"乳母"）既要分泌乳汁、哺育婴儿，又要逐步补偿妊娠、分娩时的营养素损耗，促进各器官、系统功能的逐渐恢复。因此，乳母比非哺乳妇女需要更多的营养。乳母的膳食仍应由多样化食物组成、营养均衡，除保证哺乳期的营养需要外，还通过乳汁的口感和气味潜移默化地影响较大婴儿能够接受辅食和后续多样化膳食结构的建立。

基于母乳喂养对母亲和子代的诸多益处，世界卫生组织建议婴儿 6 个月内应纯母乳喂养，并在添加辅食的基础上持续母乳喂养到 2 岁甚至更长的时间。乳母的营养状况是泌乳成功的基础，如果乳母营养不足，势必会减少乳汁的分泌量，降低乳汁质量，并影响母体健康。此外，乳母产后的情绪、心理、睡眠等也会影响乳汁分泌。因此，乳母膳食指南在一般人群膳食指南基础上增加五条关键推荐。

【关键推荐】

（1）增加富含优质蛋白质及维生素 A 的动物性食物和海产品，选用碘盐。

（2）产褥期食物多样不过量，重视整个哺乳期营养。

（3）愉悦心情，充足睡眠，促进乳汁分泌。

（4）坚持哺乳，适度运动，逐步恢复适宜体重。

（5）忌烟酒，避免浓茶和咖啡。

【重点解读】

1. 合理安排产褥期膳食

乳母的营养是泌乳的基础，尤其蛋白质的摄入、消化吸收状况对泌乳有明显影响。动物性食物如鱼、蛋、畜禽瘦肉等可提供丰富的优质蛋白质和一些重要的矿物质、维生素，乳母每天应比孕前增加约 80 g 的鱼、蛋、畜禽瘦肉等动物性食物。如果受条件所限不能保证鱼、蛋、畜禽瘦肉等动物性食物的摄入，也可用富含优质蛋白质的大豆及其制品替代。为保证乳汁中碘、ω–3 长链多不饱和脂肪酸（如 DHA）和维生素 A 的含量，应选用碘盐烹调食物，让产妇适当摄入海带、紫菜、淡菜（贻贝）、海鱼、海虾、海洋贝类等富含碘或 DHA 的海产品，适量增加富含维生素 A 的动物性食物，如动物肝脏（包括畜禽肝脏）、蛋黄等的摄入。奶粉、奶酪、液态奶等奶制品是钙的最好膳食来源，乳母每天应比未怀孕前增加饮用 200 mL 的牛奶，使总奶量达到 500 mL 左右，以满足其对钙的需要。

妇幼老年人健康饮食

"坐月子"是中华民族的传统习俗，一般家庭都习惯过量摄入动物性食物，致使能量和宏量营养素摄入明显过剩。要重视乳母在整个哺乳阶段的合理、均衡营养，做到既营养充足，又食不过量，保证乳汁的质量和分泌量，确保母乳喂养成功、可持续。

有些产妇在分娩后的头一两天感到疲劳无力或肠胃功能较差，这时应该选择一些较清淡、稀软、易消化的食物，如面片、挂面、馄饨、粥、蒸或煮的鸡蛋及煮烂的肉菜，之后就可过渡到正常膳食。在台州，一般台州籍产妇有吃姜汤面的习俗。剖宫手术的产妇在手术后约24 h胃肠功能恢复，此时应再给予术后流食1 d，但忌用牛奶、豆浆、大量蔗糖等胀气食品。待胃肠功能情况好转后再给予半流食1～2 d，然后才能过渡到正常膳食。

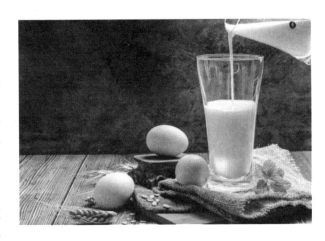

产褥期（指从胎盘娩出至产妇全身器官除乳腺外恢复到正常未孕状态所需的一段时期，通常为6周）可比平时多吃些鸡蛋、禽肉类、鱼类、动物肝脏、动物血及大豆制品等，以保证供给充足的优质蛋白质，有利于促进乳汁分泌，提高乳汁质量，但也不要太过量。同时，必须保证摄入一定量的新鲜蔬菜和水果。

吸烟、饮酒会影响乳汁分泌，烟中的尼古丁和酒精也可通过乳汁进入婴儿体内，影响婴儿睡眠及精神运动发育，因此乳母应戒烟禁酒。此外，茶和咖啡中的咖啡因有可能造成婴儿兴奋，因而乳母应避免饮用浓茶和大量咖啡。

产褥期一天膳食搭配举例：

早餐：菜肉包子、小米红枣稀饭、拌海带丝。

早点：牛奶。

午餐：豆腐鲫鱼汤、炒黄瓜、米饭。

午点：苹果。

晚餐：炖鸡汤、虾皮炒小白菜、米饭。

晚点：牛奶、煮鸡蛋。

2.选用含优质蛋白质和维生素 A 的食物

乳母膳食蛋白质每天应在未怀孕前的基础上增加 25 g，而鱼、禽、肉、蛋、奶和大豆及其制品等是优质蛋白质的良好来源，所以哺乳期应增加这类食物的摄入。表 8 列举了可提供 25 g 优质蛋白质的食物组合，乳母可根据自己的食物喜好和饮食习惯来选择食用。建议最好一天选用 3 种以上，数量符合营养要求，菜肴搭配也很合理，能满足所需要的优质蛋白质和其他营养素。此外，按照《中国居民膳食营养素参考摄入量（2013 版）》，乳母的维生素 A 每天推荐摄入量为 1 300 μg RAE，每天比未怀孕前增加 600 μg RAE，而动物肝脏富含维生素 A，若每周增加选用 1～2 次猪肝（总量 85 g）或鸡肝（总量 40 g），则平均每天就可增加维生素 A 摄入量 600 μg RAE。

表 8　提供 25 g 优质蛋白质的食物组合举例

组合一		组合二		组合三	
食物及数量	蛋白质含量	食物及数量	蛋白质含量	食物及数量	蛋白质含量
牛肉 50 g	10.0 g	瘦猪肉 50 g	10.0 g	鸭肉 50 g	7.7 g
鱼 50 g	9.1 g	鸡肉 60 g	9.5 g	虾 60 g	10.9 g
牛奶 200 g	6.0 g	鸡肝 20 g	3.3 g	豆腐 80 g	6.4 g
合计	25.1 g	合计	22.8 g	合计	25.0 g

注：1."组合一"既可提供 25 g 优质蛋白，还可提供 216 mg 钙，补充乳母对钙的需要。若不增加牛奶，则应考虑每天补钙 200 mg；"组合二"既可提供 25 g 优质蛋白，又可提供维生素 A_2 100 μg RAE 左右，每周一次相当于每天增加维生素 A 300 μg RAE。

2.引自《中国居民膳食指南（2016）》。

3.选用含钙丰富的食物

按照《中国居民膳食营养素参考摄入量（2013 版）》，乳母每日钙推荐摄入量为 1 000 mg，比未怀孕前增加 200 mg。奶类含钙高（如市售纯牛奶每 100 mL 含钙约 100 mg），并且易于吸收利用，是钙最好的膳食来源。若乳母每天比怀孕前多喝 200 mL 牛奶，每天饮奶总量达到 500 mL，则可获得 500 mg 的钙，再加上膳食所选用的大豆及其制品、虾皮、小鱼和深绿色蔬菜等含钙较丰富的食物，则可达到日推荐摄入量。为增加钙的吸收和利用，乳母还应补充维生素 D 或多做户外活动（接受紫外线照射）。表 9 为提供约 1 000 g 钙的食物组合举例。

表 9　提供 1 000 mg 钙的食物组合举例

组合一		组合二	
食物及数量	含钙量 /mg	食物及数量	含钙量 /mg
牛奶 500 mL	540	牛奶 300 mL	324
豆腐 100 g	127	豆腐干 60 g	185
虾皮 5 g	50	芝麻酱 10 g	117
蛋类 50 g	30	蛋类 50 g	30
绿叶菜（如小白菜）200 g	180	绿叶菜（如小白菜）300 g	270
鱼类（如鲫鱼）100 g	79	鱼类（如鲫鱼）100 g	79
合计	1 006	合计	1 005

注：1."组合一"有 1/2 以上的钙来自牛奶，而牛奶中的钙易于吸收利用。若实在不习惯多饮牛奶，则应参照"组合二"增加其他含钙丰富的食品（如豆腐干、绿叶菜、芝麻酱等）的摄入，以保证获得足够的钙。此外，不习惯饮牛奶或有乳糖不耐的乳母也可尝试用酸奶替代。

2.引自《中国居民膳食指南（2016）》。

4.增加泌乳量的方法

对许多初为人母、决心母乳喂养的乳母来说，如果泌乳量不足，是很有挫败感的，甚至对母乳喂养产生动摇。其实，乳母只要有自信，加上方法得当，泌乳量不足的问题是可以得到解决的。

（1）愉悦心情，增加自信。乳母的心理及精神状态也可影响乳汁分泌，保持愉悦心情，对成功母乳喂养非常重要。焦虑会妨碍乳汁的泌出。不少乳母发现，当自身因各种原因有压力时或出现一些大的情感波动时，如生病、家中出现变故，或工作突然变得繁忙，泌乳量都会减少，这是因为她们的泌乳机制被打乱了。身心放松可以降低体内的压力激素，让泌乳激素更有效地运作。因此，乳母自身要保持心情愉快，家人应充分关心乳母，经常与乳母沟通，帮助其调整心态，舒缓压力，树立母乳喂养的自信心。

（2）尽早开奶，频繁吸吮。分娩后开奶越早越好；坚持让孩子频繁吸吮（24 h 内至少 10 次）；吸吮时将乳头和乳晕的大部分同时送入婴儿口中，让婴儿吸吮时能充分挤压乳晕下的乳窦，使乳汁排出，这样还能有效刺激乳头上的感觉神经末梢，促进泌乳反射，使乳汁越吸越多。

（3）两侧轮流，加倍喂奶。为增加泌乳量，乳房需更多来自宝宝的刺激，需要增加喂奶的次数，至少每 2 h 喂宝宝一次。白天，宝宝如果睡觉超过 2 h，就唤醒他吃奶。晚上，也至少唤醒宝宝一次，多喂一次奶。有些宝宝，特别是性格温和、嗜睡的宝宝，如果妈妈不加引导，他们主动要求吃奶的次数不足以满足他们的生长需求，需要更积极主动地给宝宝提供吃奶的机会。喂哺时，应是两侧乳房轮流喂哺，以每侧喂 10 min 左右为宜，这样可以促进乳汁分泌，还可以预防乳头皲裂、乳汁淤积和乳腺炎等疾病，因为宝宝若总是长时间吮吸一侧乳房，就会增加乳头的负担，而母亲老是保持一个姿势也会疲劳。同时，在宝宝初步吃饱之后，不要立即放下宝宝让他睡着，而是再直立地抱一会，让他保持清醒，待他胃里的气泡排出来后，胃又有了空间，可以继续喂奶，让他吃饱。加倍喂奶和两侧乳房轮流喂奶一样，能够刺激更多的泌乳反射，增加乳汁的分泌量。

（4）合理营养，多喝汤水。乳母充足的营养是泌乳的基础，而食物多样化是充足营养的根本。除补充能量和营养素外，乳母每天的摄水量与乳汁分泌量也密切相关，所以乳母每天应多喝水，多吃流质的食物，如鸡汤、鲜鱼汤、猪蹄汤、排骨汤、菜汤、豆腐汤等，保证每餐都有带汤水的食物。研究表明：大豆、花生加上各种肉类，如猪腿、猪排骨或猪尾等煮汤，以及鲫鱼汤、黄花菜鸡汤、醋与猪脚和鸡蛋煮汤等均能促进乳汁分泌。

需要注意的是，乳母在哺乳期间，要避免摄入影响乳汁分泌的食物。哪些是容易影响乳汁分泌的食物呢？一是韭菜、麦芽糖、人参等会抑制乳汁分泌。二是刺激性的食物，包括辛辣的调味料、辣椒、咖啡、酒等。三是油炸、高脂肪的食物，这种食物不但不容易消化，而且热量偏高，应避免摄取。另外，某些药物也会抑制乳汁的分泌，并对宝宝产生不良影响。因此，哺乳妈妈在吃药前一定要充分咨询医生。

（5）生活规律，充足睡眠。尽量做到生活有规律，每天保证 8 h 以上睡眠时间，避免过度疲劳。

5.乳母一天食物建议量

（1）谷薯类食物。谷类 250 ～ 300 g，薯类 75 g，其中全谷物和杂豆不少于 1/3。

（2）蔬菜类。蔬菜类 500 g，其中绿叶蔬菜和红黄色等有色蔬菜占 2/3 以上。

（3）水果类。水果类 200 ～ 400 g。

（4）动物性食物。鱼、蛋、畜禽肉类（含动物内脏）每天总量为 220 g；牛奶 400 ～ 500 mL。为保证维生素 A 的供给，建议每周吃 1 ～ 2 次动物肝脏，总量达到 85 g 猪肝或 40 g 鸡肝。

（5）大豆坚果类食物。大豆及其制品 25 g，坚果 10 g。

（6）植物油与盐。烹调油 25 g，食盐不超过 6 g。

6.喝汤有讲究

乳母每天摄入的水量与乳汁的分泌量是密切相关的。因此，产妇宜主动、多次喝一些汤水。但汤水的营养密度不高，如果过量喝汤会影响其他食物如主食和动物性食物等的摄取，造成贫血和营养不足等营养问题。因此，乳母喝汤应讲究科学。

第一，餐前不宜喝太多汤。餐前多喝汤可致食物摄入量减少，不利于乳母补充营养。可在餐前喝半碗至一碗汤，待到餐时八九成饱后再饮一碗汤。

第二，喝汤的同时要吃肉。许多人吃鸡汤或鱼汤时，认为汤的营养好，汤里的肉没有什么营养了，所以喝了汤后就把肉丢弃了。实验表明，肉汤的营养成分只有部分的水溶性维生素、矿物质、脂肪、蛋白质溶解在汤水里，肉中的营养素含量远远高于汤水，汤水的营养成分仅为肉的十分之一二。所以，为了满足乳母和宝宝的营养，喝汤更要吃肉。

第三，不宜喝多油的浓汤。脂肪太多的汤不仅会影响产妇的食欲，还会引起婴儿脂肪消化不良性腹泻。所以，煲汤的材料宜选用一些脂肪含量较低的肉类，如鱼类、去皮的禽类、瘦排骨等，也可喝蛋花汤、豆腐汤、蔬菜汤、面汤及米汤等。

第四，可根据产妇的口味和喜好加入有益补血的煲汤材料，如红枣、红糖、猪肝等。如果乳汁不够，还可加入对催乳有帮助的食材，如仔鸡、黄豆、猪蹄、花生等。

根据乳母一天各类食物的建议摄入量，现就乳母一天的食谱举例，如表10所示。

表 10　乳母一天的食谱举例

餐　次	食物名称及主要原料重量
早餐	肉包子：面粉 50 g，猪肉 25 g
	红薯稀饭：大米 25 g，红薯 25 g，红糖 10 g
	拌黄瓜：黄瓜 100 g
早点	牛奶：牛奶 250 g
	煮鸡蛋：鸡蛋 50 g
	苹果：苹果 150 g
午餐	生菜猪肝汤：生菜 100 g，猪肝 20 g，植物油 5 g
	丝瓜炒牛肉：丝瓜 100 g，牛肉 50 g，植物油 10 g
	大米饭：大米 100 g
午点	橘子：橘子 150 g
晚餐	青菜炒千张：小白菜 200 g，千张 50 g，植物油 10 g
	香菇炖鸡汤：鸡肉 75 g，香菇适量
	玉米面馒头：玉米粉 30 g，面粉 50 g
	蒸红薯：红薯 50 g
晚点	牛奶煮麦片：牛奶 250 g，麦片 10 g，白糖 10 g

注：引自《中国居民膳食指南（2016）》。

7.科学运动，逐步减重

孕期体重过度增加及产后体重滞留是乳母哺乳后持续肥胖的重要原因。坚持哺乳、合理营养和科学活动，真正符合平衡膳食，有利于乳母的机体复原和体重恢复。

产褥期的运动方式可采用产褥期保健操。产褥期保健操应根据产妇的分娩情况和身体状况循序渐进地进行。顺产产妇一般在产后第 2 天就可以开始，每 1～2 d 增加 1 节，每节做 8～16 次。6 周后可选择新的锻炼方式。下图为郑修霞主编的《妇产科护理学（第 4 版）》中的产褥期保健操示例。

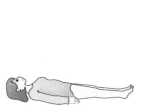
第 1、2 节深呼吸运动、缩肛

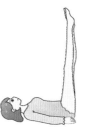
第 3 节伸腿动作

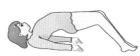
第 4 节腹背运动

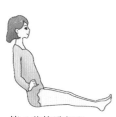
第 5 节仰卧起坐

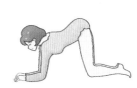
第 6 节腰部运动

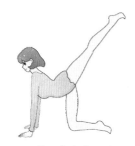
第 7 节全身运动

各节具体做法如下：

第 1 节：仰卧，深吸气，收腹部，然后呼气。

第 2 节：仰卧，两臂直放于身旁，进行缩肛与放松运动。

第 3 节：仰卧，两臂直放于身旁，双腿轮流上举和并举，与身体呈直角。

第 4 节：仰卧，髋与腿放松，分开稍屈，脚底放在床上，尽力抬高臀部及背部。

第 5 节：仰卧起坐。

第 6 节：跪姿，双膝分开，肩肘垂直，双手平放床上，腰部进行左右旋转动作。

第 7 节：全身运动，跪姿，双臂支撑在床上，左右腿交替向背后高举。

产后 6 周开始可以进行有氧运动如散步、慢跑等。一般从每天 15 min 逐渐增加至每天 45 min，每周坚持 4～5 次，形成规律。对于剖宫产的产妇，应根据自己的身体状况如贫血和伤口恢复情况，缓慢增加有氧运动及力量训练。

温馨提示：以下归纳的几个结论性问题是根据哺乳期妇女的生理特点和营养需要在充分获取和分析科学证据的基础上得出的，是营养学界和妇产领域专家形成的共识，应牢记。

乳母每天需增加优质蛋白质 25 g、钙 200 mg、碘 120 μg、维生素 A 600 μg RAE。钾 400 mg 及 B 族维生素、维生素 C 等。以上这些都可以在日常食物中获得，但要关注不同的食物相应的含量是不同的。

母乳喂养有利于母子身心健康，建议坚持 6 月龄内婴儿纯母乳喂养，并在满 6 月龄后开始添加辅食的基础上将母乳喂养持续到 2 岁甚至更长时间。

营养全面充足、合理均衡，心理平衡、睡眠充足，多喝汤水、变换食材等有利于乳汁的分泌和提高乳质，有利于促进母乳喂养的持续。

坚持母乳喂养和哺乳期科学的有氧运动有利于乳母恢复健康体重。

哺乳期必须禁止烟酒等不健康生活方式，避免对下一代的健康产生不良影响。

【知识链接】

1. 乳母的生理特点

胎盘娩出后一直到产妇全身各器官（当然不包括乳腺）、各相关系统恢复至未怀孕正常状态所需的一段时期，称为产褥期。产褥期通常需要 6 周的时间。产褥期乳母自身的变化包括全身各个系统和相关器官，以生殖系统和乳房的变化最为显著。

（1）生殖系统的变化。

①子宫。乳母在整个产褥期各相关器官的变化中以子宫的变化最大。子宫在胎盘娩出后逐渐恢复至未怀孕状态的全过程在医学上称为子宫复旧，通常需要 6 周的时间。在此期间，随着子宫体的肌纤维不断缩复，子宫的体积及重量均会发生明显变化。到产后 1 周，子宫体逐渐缩小至约妊娠 12 周大小，至产后 6 周，子宫就可恢复到未怀孕时的大小。同时，子宫重量很快减少，胎盘娩出后约为 1 000 g，产后 1 周时就会减少至 500 g 左右，产后 2 周时减少至 300 g 左右，到产后 6 周时则恢复至未怀孕状态，约为 60 g。

另外，胎盘附着部位的子宫内膜的全部修复时间需要至产后 6 周，但若胎盘附着面因复旧不良出现血栓脱落，可导致晚期产后出血，需引起重视。

②阴道。因婴儿娩出后阴道腔扩大，阴道壁必然出现松弛和肌张力降低的情况，这将在产褥期逐渐得到恢复，但仍不能完全恢复未怀孕时的阴道紧张度的状态。

（2）乳房的变化。

产后乳房的主要变化就是开始泌乳和哺乳。胎盘剥离娩出后，胎盘生乳素可在一天内降至未怀孕时的水平，产妇血中雌激素与孕激素可在一周内降至未怀孕时的水平，并随着催乳素的释放，乳汁开始分泌，而婴儿每次吸吮乳头带来的刺激更有利于乳汁分泌。由于乳母分泌乳汁的数量和乳汁质量与其膳食营养、心理状态和休息、睡眠等状况密切相关，所以保证乳母在哺乳期的营养和充分休息，避免影响心理状态的精神刺激等至关重要。例如，乳汁中维生素A、维生素 B_1、维生素 B_2、尼克酸、维生素C等的含量，以及部分矿物质如钙、锌、碘等的含量直接受到乳母膳食的影响，乳母膳食中若长期缺少这些维生素和矿物质，也会导致乳汁中含量的降低或缺乏。

初乳（指产后 7 d 内分泌的乳汁）因含 β–胡萝卜素而呈淡黄色，由于初乳蛋白质含量可达 20 ～ 30 g/L，为成熟乳的 2 ～ 3 倍，富有免疫球蛋白、细胞因子等，并富含多种类的低聚糖等有形物质，故质地略显黏稠。接下来的 4 周内乳汁逐步转变为成熟乳，乳汁中蛋白质含量会逐渐减少，而脂肪和乳糖含量逐渐增多，但成熟乳仍与初乳一样含有大量免疫抗体，有助于新生儿具有抵抗疾病侵袭的能力。而且，母乳中还含有人体需要的矿物质、维生素和各种生物酶，对新生儿生长发育起着重要作用。由于多数药物可经乳母血液渗入乳汁中，故乳母在哺乳期间的用药需要在当地妇幼保健机构医师的指导下审慎进行，防止药物对新生儿产生不良影响。

2.乳母营养

乳母承担着两大方面的营养需要：因分泌乳汁及哺育婴儿的需要和乳母自身恢复产后健康的需要。因而，乳母需要的能量及各种营养素要多于孕妇，更多于一般妇女。当乳母的各种营养素摄入量不足时，体内的分解代谢将增加，以尽量维持泌乳量，一开始时泌乳量下降不一定很明显，但已存在的母体营养不平衡的问题就会显露，最常见的表现是乳母的体重减轻，或可出现营养缺乏病的症状。孕前营养不良、孕期和哺乳期营养素摄入不足较为严重时，将直接影响乳汁的质量和数量。

（1）能量。产后 1 个月内乳母的乳汁分泌每日约 500 mL，故此时乳母的膳食能量能适当提高即可。但至 3 个月后每日泌乳量增加到 750 ~ 850 mL 时，其对能量的需求就明显增高。母乳的能量为 280 ~ 322 kJ/100 mL、平均为 293 kJ/100 mL，换算为每升乳汁含能量 2 930 kJ，转化乳汁的效率约为 80%，故共约需 3 767 kJ 才能合成 1 L 的乳汁。虽然孕期的脂肪储备可为泌乳提供约 1/3 的能量，而另外的 2/3 能量就需由日常膳食提供。《中国居民膳食营养素参考摄入量（2013 版）》建议，乳母每天的能量需要量为 9 627 kJ（按轻体力活动水平），要在非怀孕妇女的基础上增加 2 470 kJ，碳水化合物、脂肪的供能比分别为 50% ~ 65%、20% ~ 30%，建议每日蛋白质推荐摄入量为 80 g，比非怀孕妇女每日增加 25 g，约增加 1/3。

（2）蛋白质。母乳蛋白质平均含量为 1.2 g/100 mL，正常情况下每日泌乳量约为 750 mL，含蛋白质约 9 g。但是，母体内膳食蛋白质转变为乳汁蛋白质的有效率为 70% 左右，故分泌 750 mL 的乳汁需要消耗膳食蛋白质约 12 g。但若膳食蛋白质的生物学价值不高，则转变成乳汁蛋白质的效率会更低。所以，乳母每日膳食蛋白质中应有 1/3 以上的优质蛋白质，如鱼、畜禽瘦肉、蛋、奶及豆制品等，现以表 11 列举的食物为例，提供 10 g 优质蛋白质的食物分别为（日常膳食选择食材时，只能按大致相当掌握，不可能计算得很精细）：猪（牛、羊）瘦肉 50 g、青鱼 50 g、猪（牛）肝 50 g、鸡 50 g、对虾 55 g、鸡（鸭）蛋 75 g。乳母可按每日增加膳食蛋白质 25 g 的要求来选用多种食物组合，保证获得优质蛋白质的足量摄入。

表 11　常见动物性食物蛋白质含量（g/100 g 可食部）比较

食物名称	含　量	食物名称	含　量	食物名称	含　量
猪肉（肥瘦）	13.2	鸡	19.3	鲤鱼	17.6
猪肉（肥）	2.4	鸭	15.5	青鱼	20.1
猪肉（瘦）	20.3	鹅	17.9	带鱼	17.7
牛肉（瘦）	20.2	鸡肝	16.6	海鳗	18.8
羊肉（瘦）	20.5	鸭肝	14.5	对虾	18.6
猪肝	19.3	鹅肝	15.2	海蟹	13.8

食物名称	含　量	食物名称	含　量	食物名称	含　量
牛肝	19.8	鸡蛋	12.7	赤贝	13.9
		鸭蛋	12.6	乌贼	15.2
		鸡蛋黄	15.2		
		咸鸭蛋	12.7		

注：引自《中国食物成分表2009》和《中国食物成分表2004》。

（3）脂肪。在每次哺乳过程中，一般后段乳汁中的脂肪含量要比前段乳汁的含量高些，而乳汁中脂肪含量的多少主要与乳母膳食脂肪的摄入量有关。脂类与婴儿的脑发育有密切关系，如二十二碳六烯酸（DHA）是人体所必需的不饱和脂肪酸，是大脑细胞膜的重要构成成分，参与脑细胞的形成和发育，维持神经细胞的正常生理活动。专家研究发现，母乳喂养儿的认知发育分数比人工喂养儿高得多，但对无法进行母乳喂养儿添加DHA，结果其体格发育速率、头围增长均高于未添加组，而头围的增长是脑发育的重要前提和容量外环境，表明添加DHA对促进婴儿出生后脑容量发育具有重要作用。《中国居民膳食营养素参考摄入量（2013版）》建议，乳母的膳食脂肪供给为总能量的20%～30%。

（4）碳水化合物。乳母一日三餐的主食不能少，要求每日平均谷类食物250～300 g，薯类食物75 g，全谷物和杂豆不少于1/3。一天膳食碳水化合物的摄入应占总能量的50%～65%。

（5）矿物质。

①钙。为了保证乳汁中钙含量的稳定及母体钙平衡，应增加乳母钙的摄入。含钙丰富食物具体见本部分【重点解读】相关内容。

②铁。乳母因胎儿的铁储备和分娩时出血致部分铁丢失，需要在哺乳期通过膳食途径来补充和恢复先前丢失的铁。《中国居民膳食营养素参考摄入量（2013版）》建议，乳母每日铁的推荐摄入量为24 mg，每日比未怀孕期和孕早期增加4 mg，每日可耐受最高摄入量为42 mg。一般动物性食物中铁的生物吸收率均较高，如动物肝与血、禽肉、畜肉、鱼类等都是膳食铁的良好来源。

（6）维生素。

①维生素A。与孕妇血中的维生素A不易通过胎盘屏障不同，维生素A可以通过乳腺进入乳汁，母乳中维生素A的含量受乳母膳食维生素A的摄入量影响，一般都高于牛奶，而乳汁中维生素A的水平直接影响婴幼儿和儿童是否维生素A缺乏。《中国居民膳食营养素参考摄入量（2013版）》建议，乳母每天维生素A的推荐摄入量为1 300 μg RAE，每天比未怀孕期增加600 μg RAE。因此，乳母膳食应多选用富含维生素A的食物以满足需要。

②维生素D。由于维生素D几乎不能通过乳腺，所以母乳中维生素D的含量很低。《中国居民膳食营养素参考摄入量（2013版）》建议，乳母每日膳食维生素D的推荐摄入量为10 μg。乳母膳食可多选用含维生素D相对较多的食物，多晒太阳，还可咨询妇幼保健医生或营养师如何补充维生素D制剂，以保证维生素D的有效摄入，促进膳食钙的吸收，维持母乳中钙水平的恒定，以利婴儿骨骼的生长发育，补偿孕期母体骨钙的丢失。

③B族维生素。维生素B_1能改善乳母的食欲，促进乳汁分泌，预防婴儿维生素B_1缺乏症。母乳中维生素B_1的含量平均约为0.02 mg/100 mL。膳食中的维生素B_1被转运到乳汁的效率仅为50%左右。《中国居民膳食营养素参考摄入量（2013版）》建议，乳母每日维生素B_1的推荐摄入量为1.5 mg，应增加富含维生素B_1食物的摄入，除主食（谷类和杂豆）外，包括豆制品、动物内脏（心、肝、肾）、瘦猪肉、禽蛋等都含有较多的维生素B_1。母乳中维生素B_2的含量平均约为0.03 mg/100 mL。乳母膳食每日维生素B_2的推荐摄入量为1.5 mg，日常膳食注意多吃些动物肝、肾和蛋黄，以及菇类、紫菜、胚芽和豆制品等食物，以满足机体对维生素B_2的需要。

④维生素C。世界卫生组织报告全球平均母乳中维生素C的含量为5.2 mg/100 mL，而我国调查北京市城乡母乳中维生素C的平均含量为4.7 mg/100 mL。《中国居民膳食营养素参考摄入量（2013版）》建议，乳母每日维生素C的推荐摄入量为150 mg，乳母只要经常吃新鲜蔬菜与水果，特别是黄绿色蔬菜与色彩鲜艳的水果，就能基本满足推荐摄入量的需要。

3. 了解围生育期保健

围生育期保健是指一次妊娠从妊娠前、妊娠期、分娩期、产褥期、哺乳期、新生儿期为孕产妇和胎婴儿的健康所进行的一系列保健措施，以期保障母婴安全，降低孕产妇和围产儿死亡率。孕产妇应了解围生育期保健的相关工作内容和保健措施，理解围生育期保健的目的和意义，从而提高配合妇幼保健机构开展围生育期保健工作的积极性和自觉性，共同为妇幼健康而努力。

（1）孕前保健。在当地妇幼保健机构的指导下，选择最佳的受孕时机，有准备地妊娠，这样可以有效减少和防范与怀孕相关的各种危险因素和高危妊娠的情况。女性小于18岁或大于35岁是妊娠的危险因素，极易造成难产、胎儿染色体异常及其他产科并发症。有资料显示，25岁至29岁的孕产妇死亡率和新生儿死亡率最低，20岁至24岁及30岁至34岁次之。孕前应仔细评估既往慢性疾病史、家族史与遗传病史，积极治疗对妊娠有影响的疾病，如病毒性肝炎、肺结核、糖尿病、心脏病、甲状腺功能亢进症、高血压病等，在咨询专科医师后选择适宜时间受孕。妊娠前健康的心理和社会环境非常重要，生活中发生较大精神打击、工作学习过于紧张、生活过于贫困、家庭不和睦及其他负面事件等均应推迟妊娠，因为此时妊娠会陡增发生妊娠期高血压疾病、产后抑郁症等的风险。孕前必须戒烟，决不酗酒，避免接触有毒物质和放射线照射，以免发生胎儿畸形或影响胚胎、胎儿发育。选择适当避孕方法，药物避孕者需改为工具避孕半年后再受孕。孕前3个月补充叶酸，可明显降低胎儿神经管畸形等风险。重视前次孕产史的情况，若前次有不良孕产史者，本次受孕应咨询专科医师，做好充分的孕前准备，以防范和减少高危妊娠和高危胎儿的发生。

（2）妊娠早期保健。妊娠早期是胚胎、胎儿分化发育阶段，易受各种生物、物理、化学等外界因素及孕妇自身疾病的影响，导致胎儿畸形或发生流产，所以应格外注意防病、防致畸。首先，应尽早确诊妊娠，确定基础血压、基础体重，建立孕期保健手册。其次，在评估孕前保健情况的同时做好预防流产等相关知识的宣教，指导妊娠早期营养和生活方式，保持居室空气清新，避免接触空气污浊环境；加强营养，保证充足睡眠，适当活动，避免高强度工作、高噪声环境和家庭不和睦等不良因素，避免精神刺激，维护心理健康，调节孕期及产后的心理情绪；避免接触有害化学制剂和放射线特别是

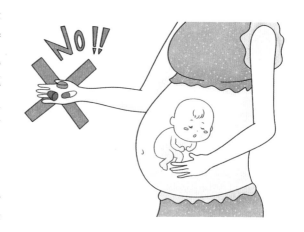

腹部照射，避免密切接触宠物，预防病毒感染，戒烟酒，若患病必须遵医嘱服药，防止药物致畸情况的发生。再其次，进行高危妊娠的初筛，了解有无不良孕产史，家族成员有无遗传病史，以及有无慢性高血压、心脏病、糖尿病、甲状腺功能亢进症、系统性红斑狼疮等慢性病史，有无接触过有害化学制剂和长期放射线接触史，若有相关病史或接触史，务必及时在妇幼保健机构指导下配合专科医师评估乃至相关学科会诊，对不宜继续妊娠者应及时终止妊娠；对高危妊娠仍继续妊娠的，必须落实严密的跟踪观察措施，确保母体和胚胎发育健康。

（3）妊娠中期保健。进入妊娠中期，多数孕妇早孕反应如恶心、呕吐、乏力等症状逐渐减轻或消失，一般食欲明显好转，更主要的是此时胎儿生长发育加快，平均每个孕月内身长可以增长 5～10 cm，体重可增加数百克，胎儿全身器官、血液、骨骼、肌肉、皮肤和毛发等都在发育中，此时孕妇若营养不足可造成胎儿发育不良，应重视加强孕妇营养，做好胎儿生长发育各项指标监测，预防和及早发现胎儿发育异常，对疑有畸形或遗传病及高龄孕妇的胎儿要进一步做产前诊断和产前治疗。同时，此时胎盘已经形成，不易发生流产，而且此时妊娠晚期的并发症尚未出现，因此这个阶段应仔细检查妊娠早期各种影响因素是否对胎儿有影响，也是预防妊娠晚期并发症的起始时间。要进行妊娠中期营养、生活方式、妊娠生理知识、早产的认识与预防、妊娠期糖尿病筛查意义等宣教，并适当补充铁剂和钙剂，预防和治疗生殖道感染，减

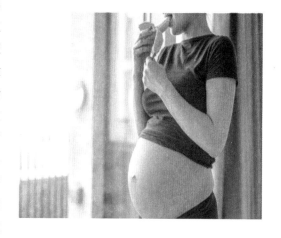

少妊娠晚期、产时、产后发生并发症的风险。

（4）妊娠晚期保健。妊娠晚期胎儿生长发育较中期更快，体重明显增加，所以此期同样需要关注和重视孕妇营养，定期进行产前检查，监测胎儿生长发育的各项指标，防治妊娠并发症，如妊娠期高血压疾病、产前出血、早产等，及早发现并矫正胎位不正，特别注意胎盘功能和胎儿宫内安危的监护，及时纠正胎儿缺氧。同时，要认真开展孕妇生活方式、孕妇自我监护（在专科医师的指导下，孕妇及其家

属每天对胎儿的胎心、胎动、胎位和孕妇的体重情况进行检查，协助医生及时发现异常，有利母儿健康）、分娩及产褥期相关知识、母乳喂养、新生儿筛查及预防接种等方面的宣教工作。做好分娩前的心理准备，指导孕妇做好乳房准备，有利于产后哺乳。

（5）分娩期保健。分娩期保健是指分娩与接产时的各种保健和处理，这段时间虽不长，但很重要且复杂，是保证母婴安全的关键。因为分娩过程中产妇的体力消耗很大，有很重的生理和心理负担，身心均会受到创伤。同时，胎儿要经受产道的挤压才能来到这个世界。为此，国家从 20 世纪 90 年代开始实施城乡孕产妇系统管理，住院分娩已成为所有孕产妇的自觉行动，高危孕妇也能在当地妇幼保健机构指导下提前入院治疗和分娩。目前，我国针对分娩期保健提出了"五防一加强"的措施。"五防"：一是防滞产。注意产妇心理情绪，密切观察宫缩情况，定时了解宫颈扩张和胎先露部下降情况，及时识别头位难产等，产程中及时发现难产征象，积极处理，结束分娩。二是防出血。提前做好配血输血准备，及时纠正宫缩乏力，及时正确娩出胎盘，注意产后密切观察 2 h 的出血情况等。三是防感染。落实产房手术室空气和器械的消毒隔离制度，严格执行无菌操作规程，预防产妇的产褥期感染。四是防产伤。严格执行各个产程处理常规，及时发现和正确处理各种难产情况，防止产道损伤和新生儿产伤，确保分娩质量。五是防窒息。窒息是新生儿死亡的主要原因，必须做好产时监护和及时处理；接生时做好新生儿抢救准备，及时处理胎儿窘迫，胎儿娩出后及时清理呼吸道，避免产程延长等。"一加强"即加强产时监护和产程处理：高危孕妇应提前住院待产，便于实时监护；注意产妇全身情况，连续监护胎心率和宫缩；严密观察产程进展，避免产程延长；提前做好产妇和新生儿抢救的各项准备工作；等等。

（6）产褥期保健。开展产褥期保健的目的是了解产妇和新生儿健康状况，防止产妇产后出血、感染等情况的发生，指导产妇开展自我保健。产褥期保健均由当地街道、乡镇卫生院（社区卫生服务中心）负责实施，包括产后访视和产后检查两项工作。产后访视应在出院后 7 d 内、产后 28 d 进行，了解产妇的一般情况，包括饮食起居，测量体温、血压、脉搏，检查乳房乳头与乳汁分泌情况，恶露与外阴及伤口愈合情况等；了解新生儿一般健康情况，包括吃奶、呼吸、睡眠、大小便、皮肤颜色、体温、体重、营养与生长发育等一般情况，检查脐带脱落与脐周情况等。

产妇应在产后 42 d 到当地街道、乡镇卫生院（社区卫生服务中心）进行产后全面检查，包括产妇的一般健康情况，母乳喂养情况；进行必要项目的妇科检查和实验室检查；开展相关内容的卫生宣教；等等。

（7）哺乳期保健。哺乳期是指产后产妇用乳汁喂养婴儿的阶段，通常为 1年。为保护母婴健康，提高哺育能力，降低婴儿死亡率，促进和支持母乳喂养是哺乳期保健的主要任务。

世界卫生组织对提高母乳喂养率提出了"促进母乳喂养的十项措施"，具体如下：完全遵守《国际母乳代用品销售守则》和世界卫生大会相关决议；制定书面的婴儿喂养政策，并定期与员工及家长沟通；建立持续的监控和数据管理系统；确保工作人员有足够的知识、能力和技能以支持母乳喂养；与孕妇及其家属讨论母乳喂养的重要性和实现方法；分娩后即刻实施不间断的肌肤接触，帮助母亲尽快开始母乳喂养；支持母亲早开奶，维持母乳喂养及应对母乳喂养常见的困难；除非有医学指征，否则不要给母乳喂养的新生儿提供母乳以外的任何食物或液体；让母婴共处，实行 24 h 母婴

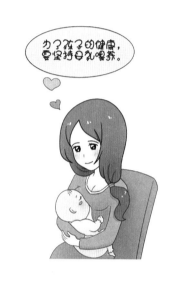

同室；帮助母亲识别和回应婴儿需要进食的迹象；向母亲就奶瓶、人工奶嘴和安抚奶嘴的使用及风险提出劝告；出院协调，以便父母及其婴儿能够及时获得持续的支持和照护。

从目前的情况看，母乳喂养已基本普及，但母乳不足的问题经常困扰着不少家庭。其实，母乳不足并不能说明母亲没有足够奶水，而是婴儿未能吃到足够乳汁。调查表明，母乳不足问题的主要原因如下。一是母乳喂养因素。例如，未能在产后尽早开奶，正常新生儿第一次哺乳应在产房就开始，即新生儿娩出、断脐并擦干羊水后就可让其与妈妈皮肤接触，开始分别吸吮妈妈双侧乳头，以利于乳汁分泌。又如，开奶前使用过奶瓶和橡皮奶头，哺乳时间过短未吸空乳房；喂奶次数少，尤其是夜间不喂；等等。二是母亲心理因素。例如，对哺乳信心不足，心情紧张、忧虑，不愿哺乳等。三是母婴健康状况。产后母亲服用利尿药等使泌乳量减少，婴儿生病或口腔畸形等。四是暂时性不足。出

生后 2 个月内婴儿体重增长最快，此时营养需要相对增加，但乳汁分泌未能随之增多等。针对上述情况，需因人而异地采取解决办法。首先，当地街道或乡镇卫生院妇幼保健人员要了解并观察乳母哺乳全过程，找出问题症结所在。其次，指导乳母掌握判断婴儿是否获得足够奶量的方法。最后，提供有关母乳的喂养知识和哺乳技巧，增强哺乳信心，克服紧张、焦虑情绪。要提醒乳母，许多药物能通过乳汁进入婴儿体内，应在医生指导下用药。同时，哺乳期最好采用工具避孕。

4.哺乳期的用药原则

在哺乳期，产妇常会出现一些产后相关疾病，如急性乳腺炎、乳腺脓肿、产褥感染、产后出血、产后疼痛等，这时就需要应用抗炎、止血或镇痛药物。研究表明，乳腺和血液之间存在血乳屏障，一些大相对分子质量药物不易进入乳汁，但哺乳期服用的药物大多数能够通过血液循环进入母乳，新生儿或婴儿经吸吮乳汁会将药物吸入体内。因此，哺乳期服药一定要谨慎，应在医生指导下合理使用，以免损害宝宝的健康。医学专家根据实验和临床观察，将药物对哺乳期的安全性进行归类，大致分为哺乳期禁用药物、慎用药物和安全可靠药物，尚有少数目前还不能证明在哺乳期应用是否安全的药物。乳母哺乳期用药应在咨询医生的前提下遵循以下原则：

（1）慎重选择药物。确定用药指征并选择疗效好、半衰期短、在体内排泄快的药物；在相同疗效下选择毒性最小、安全性经过临床应用验证的药物；选择有效用量相对较小、给药次数相对较少的药物；孕前存在的慢性病长期用药或需要慎用药物时，应在医师的指导下密切观察婴儿的反应，并随时将观察情况反馈给指导医师，在得到进一步医嘱后才能继续用药。

（2）讲究给药途径。最好以口服或局部给药的方式，可相对减少乳汁内药物含量；尽量减少每天用药次数，避免持续用药或采用缓释剂型的药物，最大限度地减少婴儿的吸收量。

（3）调整喂养方法。每次用药前哺乳，并尽可能延长服药与下次哺乳间隔的时间，以利于婴儿吸吮乳汁时避开药物高峰期。若因疾病需要必须用哺乳期禁用药物或不能证实其安全性的药物，则应暂时停止母乳喂养。

二、儿童少年膳食指南

为在一般人群膳食指南基础上，针对满 2 周岁至不满 18 周岁（2～17 岁）的未成年人（以下简称"儿童少年"）的生理特点进行膳食要求的补充说明和指导，特制定本指南。根据儿童少年生长发育的状况，本指南分为 2～5 岁学龄前儿童和 6～17 岁学龄儿童少年两个阶段。

2～5 岁儿童的生长发育速率虽与婴幼儿相比略有下降，但仍处于较高水平，其摄入的食物种类和膳食模式已开始接近成人，对各种营养素需要量较高，但由于消化系统尚未完全成熟，咀嚼能力较差，因而其食物的加工烹调应与成人有一定的差异。该时期的儿童生活自理能力日见增强，自主性、好奇心、学习能力和模仿能力增强，所以是培养良好饮食习惯、形成文明饮食行为和健康生活方式的重要时期。研究表明，这个阶段的生长发育状况直接关系青少年和成人期发生肥胖的风险。

进入学校教育阶段的儿童少年，其生长发育速度加快，逐渐显现两性特征，同时学习压力和运动量大，对能量和营养素的需求相对高于成年人。这时，充足、合理的营养是儿童少年提高智力、促进体格正常发育，乃至一生强健的物质保障。

由于儿童少年处于智力发育期和社会适应期，家庭、学校和社会要积极开展良好的饮食教育，注意及时纠正就餐不规律（特别是不吃早餐）、挑食偏食等不良饮食行为，加强形成良好饮食习惯、生活习惯、爱好运动等行为的引导和培养，持之以恒，逐步完善，实现个人身心健康、家庭幸福美满的目的，为社会主义现代化建设培养德智体美劳全面发展的高素质各类人才提供保障。

（一）学龄前儿童膳食指南

【引言简介】

本指南适用于满2周岁后至满6周岁前的儿童（以下简称"学龄前儿童"）。本指南是在一般人群膳食指南的基础上，针对学龄前儿童生理特点和营养要求增加的关键推荐和补充说明。

学龄前儿童的生长发育虽较婴幼儿趋慢，但仍保持着一定的增长速度，是培养其良好饮食习惯、形成良好饮食行为的关键时期。为保证学龄前儿童获得全面营养，促进健康生长，家长和幼儿园要创造条件，有意识地培养孩子规律就餐、自主进食、不挑食不偏食的饮食习惯，保证做到足量食物、平衡膳食，鼓励每天饮奶，适时足量喝白开水，注意选择低盐、低脂、低糖、易咀嚼、易消化的健康营养的零食，避免饮用含糖饮料。

根据学龄前儿童智力的发育特点，为增加其感性认识，要引导和鼓励其参与家庭食物选择，了解烹饪前准备过程，观摩制作过程，增进其对食物的认识和食物制作的喜爱。另外，开展户外活动有利于学龄前儿童身心发育、情感培养和人际交往能力的提高，应特别予以合理安排，引导并鼓励其参加。

【关键推荐】

（1）规律就餐，自主进食不挑食，培养良好饮食习惯。
（2）每天饮奶，足量饮水，正确选择零食。
（3）食物应合理烹调，易于消化，少调料、少油炸。
（4）参与食物选择与制作，增进对食物的认知与喜爱。
（5）经常户外活动，保障健康生长。

【重点解读】

1.培养良好饮食习惯是基础

足量食物、平衡膳食、规律就餐是学龄前儿童获得全面营养和良好消化吸收的保障，而培养良好饮食习惯是实现其保障的基础。为此，要有意识地注意引导和培养学龄前儿童自主、有规律地进餐，保证每天不少于3次正餐和两次加餐，正餐的时间应相对固定，不随意改变；由于学龄前儿童好奇心强，所以进餐地点和环境不宜经常变换，以利于其专心致志进食；要注意关注和发现学龄前儿童挑食、偏食等不良饮食行为，一旦发现就要及时予以纠正；要用通俗易懂的语言解说食物多样化的好处和意义，引导和培养学龄前儿童摄入多样化食物的良好饮食习惯。

2.合理安排膳食

学龄前儿童每天应安排早、中、晚3次正餐，在正餐之间还至少要安排两次加餐，即上午、下午各一次。当晚餐时间比较早时，就要考虑在睡前2h再安排一次加餐。加餐一般以奶类、水果为主，可配以少量松软面点。晚间加餐不宜安排甜食，以预防龋齿。

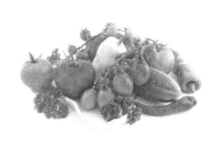

两正餐之间的时间间隔不宜太短，以4～5h为宜，加餐与正餐之间应间隔2h左右。加餐不是正餐，所以分量宜少，分量过多会影响正餐的进食量。与成人一样，也要根据不同季节和饮食习惯经常更换和搭配食谱，既满足了学龄前儿童的食物多样化的要求，又可防止膳食长期单一造成学龄前儿童厌食、拒食现象的出现。

学龄前儿童生长发育速度较快，而身高、体重可反映其膳食营养摄入状况，因此家长可通过定期监测学龄前儿童的身高、体重，及时调整其膳食和身体活动，以保证其健康生长。

3.规律就餐，专注进食

学龄前儿童往往贪玩，并易受环境影响，注意力不易集中，如边吃饭边玩玩具、看电视等，这样会降低学龄前儿童对食物的关注度，减少进食量，影响食物的消化吸收。为此，要引导和培养学龄前儿童规律就餐、专注进食的习惯。比如，给学龄前儿童安排固定的就餐座位，尽可能相对固定正餐和加餐时间，固定盛饭容器以掌握进餐量；避免家长追着喂食、边吃边玩、边吃边看电视等做法；要养成吃饭细嚼慢咽但又不拖拉的习惯，一餐最好在半个小时内完成；要让孩子养成自主进餐的习惯，通过示范逐步让孩子自己由使用汤匙过渡到使用筷子进食，这样既可提高孩子的进食兴趣，又可锻炼其动手能力，有意识地培养其独立自主能力，提高自主做事的自信心。

4.避免挑食、偏食

学龄前儿童处于好奇心、自主性的萌发期，对食物会表现出不同的喜好，出现一时性挑食和偏食，这是孩子中较为普遍的、最常见的不良饮食习惯，需要家长和幼儿园保育员的关注和重视，注意观察，及时发现。当孩子出现挑食、偏食情况时，家长和保育员要及时、正面地加以引导和纠正，向孩子讲解挑食、偏食对身体健康、智力发育的不利影响，鼓励孩子学会尝试每种食物，教育孩子从小养成不挑食、不偏食的良好习惯，并引导和鼓励儿童选择各种不同食物和健康食物（表12）。

表12　学龄前儿童各类食物每天建议摄入量（g/d）

食　物	2～3岁	4～5岁
谷类	85～100	100～150
薯类	适量	适量
蔬菜	200～250	250～300
水果	100～150	150
畜禽肉类	50～70	70～105
蛋类		
水产品		
大豆	5～15	15
坚果	－	适量
乳制品	500	350～500
食用油	15～20	20～25
食盐	＜2	＜3

家长本身良好的饮食行为对孩子是具有重要影响的，因此家长应与孩子一起用餐，言传身教，起到良好的示范和榜样作用。对于孩子确实不喜欢吃的食物，可通过变更烹调方法或改变食物形状的办法，如将蔬菜或动物性食物切成丝或切（剁）碎，将多种食物做成菜料或馅料，制成具有台州乡土特色、台州

人钟爱的食饼筒、麦饼、麦饺、春卷、糯米圆等，也可制成传统特色食品，如饺子、包子、锅贴、馅饼、酥饼等，还可采用重复小分量递增的形式，引导孩子尝试并及时给予表扬鼓励，但切记不可强迫喂食。在日常生活中，家长可通过增加孩子的身体活动量，如

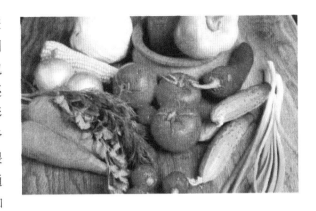

选择孩子喜欢的游戏或运动项目，锻炼肌肉力量，增加能量消耗，促进食欲，自然而然地纠正其挑食、偏食倾向。此外，专家提醒家长，在纠正孩子挑食、偏食的问题上不能操之过急，更要避免以食物作为奖励或惩罚的做法，以免适得其反。

5.养成每天饮奶习惯

目前，我国儿童钙摄入量普遍偏低，对于生长发育快速的儿童，应鼓励其多饮奶。牛奶是一种营养非常丰富的食品，营养成分齐全，并且富含钙，是优质蛋白质和 B 族维生素的良好来源，其富含的必需氨基酸比例符合人体需要，消化率高达 98% ～ 100%。牛奶中的乳糖能促进钙、铁、锌等矿物质的吸收，而经过发酵的酸奶含有丰富的益生菌，也非常有益人体健康。对于学龄前儿童来说，牛奶的主要生理功能是提供生长发育的营养成分，增强机体免疫力，促进骨骼生长并坚固牙齿。

中国营养学会提出，从营养健康的角度分析，不论年龄、性别和地域，所有人都应该每天坚持饮用牛奶及奶制品，最好是终身饮用牛奶。

我国 2 ～ 3 岁儿童的膳食钙每天推荐量为 600 mg，4 ～ 5 岁儿童为 800 mg。奶及奶制品中钙含量丰富且吸收率很高，是儿童膳食钙的主要来源。每天饮用 300 ～ 400 mL 液态奶或相当量的奶制品，可保证学龄前儿童钙摄入量达到适宜水平。为此，家长应以身作则，带头每天饮奶，

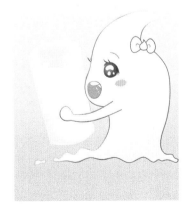

鼓励和督促孩子也每天饮奶，养成习惯并持之以恒。

有的孩子喝牛奶后会出现腹胀、腹泻、腹痛等胃肠不适的症状，这可能与乳糖不耐受有关。乳糖几乎存在于所有动物的奶中，乳糖不耐受是由于机体乳糖酶分泌少，不能完全消化分解牛奶中的乳糖所引起的非感染性腹泻，又称乳糖酶缺乏症，是广泛存在的世界性问题。对出现乳糖不耐受症状的孩子，可采取以下方法加以改善：a.选择酸奶、奶酪等发酵型奶制品；b.选择低乳糖奶，可通过查看食品标签了解乳糖含量（奶制品营养标签中的碳水化合物主要指乳糖）；c.饮奶前进食一定量主食，避免空腹饮奶；d.少量多次饮奶，分多次饮完每日推荐的总用量。

需要注意的是，对牛奶蛋白过敏（如喝牛奶出现腹痛、腹泻，甚至出现荨麻疹、鼻炎、哮喘等症状）的孩子，应避免食用奶制品。

6.养成喝白开水的好习惯

水是维持一切生命的必需物质，具有重要的调节人体生理功能的作用，如参与营养输送、促进食物消化吸收等新陈代谢，调节人体体温，对关节、器官组织的缓冲、润滑、保护作用等。对于人的生命活动来说，断水比断食的后果更严重。断食只饮水时尚可生存数周，断食至所有脂肪和组织蛋白质耗尽50%时才会死亡，而断水一般只能生存数天，或失水超过体重的20%就会引起死亡。可见，水对人的生命的重要性。

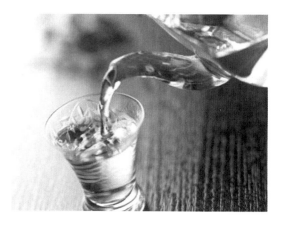

学龄前儿童生长发育速率处于较高水平，身体活动量多，新陈代谢旺盛，每天对水分的需求量也大，但由于学龄前儿童胃容量较小，建议每天应该少量、多次饮用白开水，一般上午、下午各2～3次为宜，避免喝含糖饮料。晚饭后可根据学龄前儿童需要而定。在进餐前不宜大量饮水，以免胃容量充盈，冲淡胃酸，影响孩子的食欲和消化吸收。

家长和幼儿园的保育员应以身作则，成为养成孩子喝白开水好习惯的示范榜样。在家庭和幼儿园，要对孩子开展"日常为什么要喝水""多喝含糖饮料对健康的危害"的教育。同时，家里应常备白开水，提醒孩子主动、定时、少量、多次饮用，而不要等口渴了才饮用。

平时家中要做到不购买可乐、果汁等含糖饮料，切不可将含糖饮料作为零食提供给学龄前儿童。家庭自制的豆浆、果汁等天然饮品也尽可能少放糖。

细心的家长可通过观察学龄前儿童排尿次数和排尿量来判断其饮水量是否充足：一般2～3岁幼儿每天排尿量500～600 mL，每天排尿10～12次；4～5岁儿童每天排尿量约600 mL，每天排尿8～10次。

7.为孩子选对零食

零食是指一日三餐（平时所说的正餐）时间点之外的时间里所食用的食品，包括各种食物和饮料，但不包括水。由此可见，零食与食用的时间点有关，跟食物的种类无关。零食是学龄前儿童正餐外膳食营养的补充，在食物种类避免与正餐重复并不影响正餐进食量的前提下，零食应尽可能与加餐相结合。

家长和保育员要关注学龄前儿童食用零食的安全问题，马虎不得。零食选择应注意以下几方面：a.选择天然、新鲜、易消化的食物，如奶制品、水果、蔬类、坚果和豆类食物，少选深加工食品；要注意避免整粒的果冻、豆类、坚果类等大颗粒、坚硬的食物，避免呛入气管发生意外，在食用这类食物时，最好能搅拌成粉状或打成糊状。b.少选油炸食品、膨化食品和高糖、高盐食品。c.零食应安排在两次正餐之间，数量不宜多，睡觉前30 min不要吃零食。要教育儿童养成吃零食前后都洗手且吃完漱口的好习惯。

推荐和限制零食种类如表13所示。

表13　推荐和限制零食种类

推　荐	限　制
新鲜水果、蔬菜	果脯、果汁、果干、水果罐头
乳制品（液态奶、酸奶、奶酪等）	乳饮料、冷冻甜品类食物（冰激凌、雪糕等）、奶油、含糖饮料（碳酸饮料、果味饮料等）
馒头、面包	膨化食品（薯片、爆米花、虾条等）、油炸食品（油条、麻花、油炸土豆等）、含人造奶油甜点
鲜肉鱼制品	咸鱼、香肠、腊肉、鱼肉罐头等

推 荐	限 制
鸡蛋（煮鸡蛋、蒸蛋羹）	
豆制品（豆腐干、豆浆）	烧烤类食品
坚果类（磨碎食用）	高盐坚果、糖浸坚果

8. 正确烹调儿童膳食

人的口味是逐渐形成的，因而也是可以改变的。从小培养学龄前儿童食用清淡食物，有助于其形成一生的健康饮食习惯，所以正确烹调学龄前儿童的膳食非常重要。在烹调方式上，宜采用蒸、煮、炖、煨、水滑等烹调方法，尽量少用油炸、烤、煎等烹调方法。2～3岁幼儿的膳食应专门单独加工烹制，并选用适合的烹调方式和加工方法，务必将食物切碎煮烂，特别要注意完全去除食材中的皮、骨、刺、核等部分；大豆、花生等坚果类食物应先磨碎制成泥糊状，以方便幼儿咀嚼、吞咽，帮助其消化吸收。

同时，在烹调加工食物时，应尽可能保持食物的原汁原味，让孩子最先品尝和接纳各种食材的自然味道。口味必须清淡，不应过咸、油腻，不应使用合成香料和辛辣调料，并尽可能少用或不用味精或鸡精、色素、糖精等调味品。每人每次正餐烹调油用量不多于1瓷勺（10 mL）。应少选用猪油、牛油、棕榈油等饱和脂肪较多的油脂，尽可能多选用大豆油、优质菜籽油等富含必需脂肪酸（亚油酸和 α-亚麻酸）的植物油。长期过量食用钠盐会增加高血压、心脏病等慢性疾病的发病风险。世界卫生组织建议，儿童应减少钠（1 g 钠 =2.5 g 食盐，即 1 g 食盐 =400 mg 钠）摄入量，每天推荐儿童最高摄入限量 2 g 钠（5 g 食盐），酌减儿童钠摄入限量。《中国居民膳食营养素参考摄入量（2013 版）》建议，2～5岁儿童每日摄入钠（适宜摄入量）1.2 g，即每天 3 g 盐。同时，要少选含盐高的腌制食品或调味品，这些都属于高盐（钠）食品，称为"看

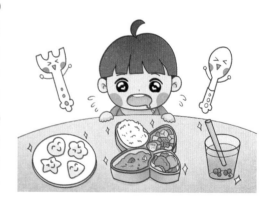

不见"的盐，又叫"隐性盐"，虽然每天食用量很少，但不知不觉就摄入了不少盐，如 10 mL 酱油含盐 1.6 ～ 1.7 g，10 g 豆瓣酱含盐 1.5 g，一袋 30 g 的榨菜含盐 3.2 g，一块 20 g 的腐乳含盐 1.5 g。日常加工食物时，可选用天然、新鲜香料（如葱、蒜、洋葱、柠檬、醋、香草等）和新鲜蔬果汁（如番茄汁、南瓜汁、菠菜汁等）进行调味，可相应减少烹调油和食盐的使用量。

9. 多参与食物的选择与制作

学龄前儿童具有好奇心，模仿性很强。在保证安全的情况下，家长应鼓励学龄前儿童参与家庭食物的选择和制作，使其接触和熟悉各种食物，了解各种食物的基本常识，从看图识物升华到感性认识，并结合食物对健康作用的讲解，如各类食物的营养价值及对身体的好处，加深学龄前儿童对食物的认知，促进其产生心理认同，喜爱食物，减少对某些食物的偏见，学会尊重和爱惜食物。另外，还可以让学龄前儿童参观家庭膳食制备过程，参与一些力所能及的加工活动，体会参与的乐趣。家长或幼儿园老师也可带学龄前儿童去市场选购食物，帮助其辨识应季蔬果和动物性食品，鼓励其自主选购蔬菜。在节假日，家长还可带学龄前儿童去农田认识农作物，现场讲解简单的农业生产过程，介绍蔬菜的生长方式，观察植物的生长过程，并亲自动手采摘蔬菜，激发孩子对食物的兴趣，加深其对"谁知盘中餐，粒粒皆辛苦"的理解，享受自己的劳动成果。

10. 少坐多动

鼓励儿童经常参加户外游戏与活动，实现对其体能、智能的锻炼培养，维持能量平衡，促进皮肤中维生素 D 的合成和钙的吸收利用。此外，增加户外活动时间还可有效预防儿童近视眼的发生。根据学龄前儿童的生理特点，每天应至少安排 1 h 的体育活动时间以进行户外游戏或身体运动；除睡觉外，尽量避免让儿童有连续超过 1 h 的静止状态，每天看电视、玩平板电脑的累计时间不应超过 2 h。每天应结合日常生活多开展身体活动，如玩耍、爬楼梯、整理玩具等。要适量安排一些较高强度的运动和户外活动，包括有氧活动（如骑小自行车、跑步等）、伸展运动（如跳跃、跳绳、单杠悬垂等）、肌肉强化运动（如攀架、健身球等）、团体活动（如跳舞、小型球类游戏等），减少静态活动（如看电视、玩手机、电脑或电子游戏）时间。

需要注意的是，儿童的各项身体活动都要确保在良好的身体状况下进行，如出现身体不适，应尽快停止活动，让儿童好好休息。同时要注意，身体活动的时间与进餐时间相隔应不少于 1 h；避免在游玩的器械（如滑梯）上跑跳、追逐；多个儿童一起玩耍时，应注意避免互相碰撞。

温馨提示：以下几点是在充分的科学证据基础上归纳得出的结论，可作为学龄前儿童饮食行为与身体活动的指导意见。

（1）学龄前是儿童一生中培养良好饮食行为和健康生活方式的关键时期，家长应予以充分重视，加以引导培养。

（2）良好的饮食习惯关乎儿童的膳食营养，影响其一生健康；每天 1 h 的身体活动，特别是户外游戏活动有益儿童身心健康。

（3）家长要关注儿童平衡膳食，维持儿童健康体重，避免超重肥胖。

（4）倡导终身喝牛奶，应从学龄前儿童做起，促进生长发育。

（5）为了儿童健康，正确选择零食很重要。

（6）儿童参与食物选择与制作，可增进其对食物的喜好，有利于形成良好的饮食行为。

【知识链接】

1.学龄前儿童生理特点

与婴幼儿期相比，学龄前儿童生长发育速度稍微减慢，但相对于成人而言仍然处于迅速生长发育中，大脑及神经系统得到持续发育并逐渐趋于成熟，个性表现更加活泼好动，好奇心、模仿性强，注意力分散，性格和情绪具有较大的可塑性。可以说，学前阶段正是培养儿童良好生活习惯、优良道德品质的重要时期。

（1）生长发育特点。学龄前儿童生长发育速度保持稳步增长，且下肢增长幅度超过头颅和躯干，使头颅（约占全身的1/8）、躯干（约占全身的4/8）和下肢（约占全身的3/8）占整个身子的比例比较匀称。此期间，学龄前儿童身高每年增长约 5 cm，体重每年增长约 2 kg。

一般来说，人的生长发育受遗传、性别、生命早期营养、环境等诸因素的影响而出现较大的个体差异，儿童生长发育的水平也会在一定范围内波动，但患病儿童受病理症状（如发热、疼痛、咳嗽或腹泻等）因素影响，其营养素摄入不足，但消耗增加，体重、身高明显低于同龄儿童。但若患病儿童在疾病治愈后的恢复过程中注意身体调理，保持充足营养，就会出现加速生长的现象，医学上称为"赶上生长"。

（2）神经系统发育特点。神经细胞的分化一般在儿童3岁时已基本完成，但脑细胞体积的增大及神经纤维的髓鞘化仍继续进行。儿童4～6岁时，脑组织进一步发育，达到成人脑重的86%～90%。随着神经纤维髓鞘化的完成，运动转为由大脑皮质中枢调节，神经冲动传导的速度加快，改变了婴儿期各种刺激引起的神经冲动传导缓慢，易于泛化、疲劳而进入睡眠的状况。

（3）消化功能发育特点。儿童3岁时20颗乳牙已全部出齐，6岁时第一颗恒牙可能萌出，但咀嚼能力仅为成人的40%，消化系统尚未完全成熟，尤其是对固体食物的咀嚼和消化吸收需要较长时间适应，因此其食物的加工烹调应与成人有一定的差异，不能过早与成人食用共同膳食，避免导致消化吸收紊乱，造成营养不良。

（4）心理发育特点。生活自理能力不断提高，个性有明显的发展，好奇心强、喜欢模仿、注意力分散、自主性强是学龄前儿童的行为表现特征。比如，吃饭时边吃边玩，使进餐时间延长，食物摄入不足；饮食行为方面不听家长安排，普遍挑食、偏食，导致营养不良。家长要根据儿童的心理特征，通过言传身教有意识地培养孩子规律就餐、自主进食和不挑食、偏食的饮食习惯，使其获得全面营养，健康生长。

2.学龄前儿童营养

（1）能量。学龄前儿童基础代谢耗能每日每千克体重约184 kJ，约为总能量消耗的60%。由于学龄前儿童较婴儿期生长减缓，所以用于生长的能量需要相对减少，为21～63 kJ/（kg·d），但日常活动量大的儿童需要的能量可能要比安静少动的儿童高2～4倍。《中国居民膳食营养素参考摄入量（2013版）》提出学龄前儿童能量需要量：男为5 232～5 860 kJ/d，女为5 023～5 442 kJ/d。

其中，由蛋白质提供的能量占总能量的14%～15%；脂肪提供的能量占总能量的比例为2～3岁35%，4～5岁20%～30%；碳水化合物提供的能量占总能量的50%～65%。

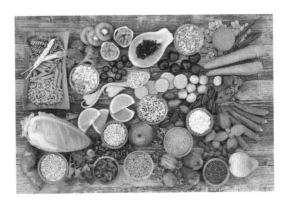

（2）蛋白质。《中国居民膳食营养素参考摄入量（2013版）》建议，学龄前儿童蛋白质推荐摄

入量：2 岁为 25 g/d，3 ～ 5 岁为 30 g/d。

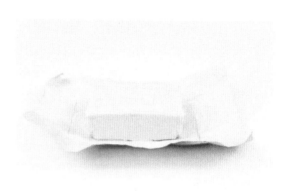

天然动植物中都含有蛋白质，动物性食品（畜禽肉、水产类、蛋、奶）和大豆类及坚果是蛋白质的良好来源，奶类、鱼、蛋、畜禽瘦肉和大豆更是富含优质蛋白质，氨基酸组成更适合人体需要，利用率较高，而植物性蛋白质（除大豆）利用率相对较低。因此，为了更好地满足营养和健康的需求，日常饮食中要选择多种多样的食物，做到合理搭配。

（3）脂肪。脂肪是儿童生长发育重要的能量来源，能量密度高，提供的能量是等重碳水化合物的两倍多；脂肪能提供必需脂肪酸，促进脂溶性维生素在肠道的吸收；脂肪组织可支撑和保护人体内脏免受外力伤害，皮下脂肪组织还能隔热保温，维持体温恒定；脂肪还在内分泌、机体利用碳水化合物与节约蛋白质方面发挥积极作用。因此，要关注学龄前儿童每日脂肪的摄入量和食用油种类的选择。由于学龄前儿童胃的容量相对较小，而需要的能量相对较高，所以膳食脂肪提供的能量占总能量的比例要高于成人，为 20% ～ 35%（成人为 20% ～ 30%）。食用油的种类很多，各种食用油各有不同的营养特点。世界卫生组织和联合国粮农组织就食用油中 3 种脂肪酸的成分向世界郑重建议：饱和脂肪酸、单不饱和脂肪酸、多不饱和脂肪酸的摄入比例为 1 : 1 : 1。建议学龄前儿童食用含有亚麻酸的大豆油、含有亚油酸和 ω-3 多不饱和脂肪酸的橄榄油或茶油以及脂肪酸比例适宜的调和油。茶油的营养价值和功效与橄榄油相同，台州市的仙居县、天台县盛产茶油，所以可更多地选用茶油来替代价格相对高的进口橄榄油。在选择动物性食品时，也可多选用富含多不饱和脂肪酸的鱼类水产品。

（4）碳水化合物。学龄前儿童经历了 7 ～ 24 月龄期间膳食模式的过渡，基本完成了饮食从以奶和奶制品为主到以谷类为主的转变，摄入的食物种类和膳食结构已开始接近成人。谷类所含有的丰富碳水化合物成为其能量的主要来源，《中国居民膳食营养素参考摄入量（2013 版）》建议学龄前儿童碳水化合物应占总能量的 50% ～ 65%。但学龄前儿童不宜食用过多的添加糖和含糖饮料、甜食和点心，应注意全谷物和杂豆的摄入，如大米、面粉、红豆、绿豆等。

（5）矿物质。

①钙。为满足学龄前儿童的骨骼生长，《中国居民膳食营养素参考摄入量（2013版）》建议学龄前儿童钙的推荐摄入量为 600 ～ 800 mg/d。奶及奶制品是膳食钙的主要来源，要保证学龄前儿童每天饮用 300 ～ 400 mL 奶或相当量奶制品。另外，豆类、坚果类及小鱼小虾等也是钙的良好来源。

②碘。碘能调节能量转换和水盐代谢，促进蛋白质合成、神经系统发育和糖与脂肪代谢，维持基本的生命活动。儿童缺碘可引起生长发育迟缓，智力低下。《中国居民膳食营养素参考摄入量（2013版）》提出学龄前儿童碘的推荐摄入量为 90 μg/d。碘含量高的食物有海带、紫菜、淡菜（贻贝），其他海洋生物如鱼、虾中碘含量也较高。台州市地处沿海，人们日常食用海产品较多，但为维持人体碘的常量水平，必须坚持食用碘盐。

③铁。铁缺乏引起的缺铁性贫血是儿童期的常见病，会出现头晕、乏力、注意力不集中、脸色苍白等症状，影响儿童生长发育和智力发育。《中国居民膳食营养素参考摄入量（2013版）》建议学龄前儿童铁的推荐摄入量为每天 9 ～ 10 mg。铁广泛存在于各种食物中，但吸收利用率相差较大。一般动物性食物铁吸收率均较高，动物肝脏与血液、畜禽肉、鱼类是铁的良好来源。

④锌。儿童因动物性食物摄入偏少、腹泻、急性感染、肾病、创伤等可引起锌缺乏，常出现厌食甚至异食癖、嗜睡等，生长发育较迟缓。《中国居民膳食营养素参考摄入量（2013版）》提出学龄前儿童锌的推荐摄入量为每天 4.0 ～ 5.5 mg。膳食锌的来源广泛，但食物中的锌含量差别很大，吸收利用率也相差很大。贝壳类海产品、红肉、动物内脏等食物锌含量丰富，利用率也较高。蛋类、豆类、谷类胚芽、燕麦、花生等锌含量较高；蔬菜和水果类食物锌含量较低。

（6）维生素。

①维生素 A。维生素 A 缺乏是发展中国家普遍存在的营养问题，儿童维生素 A 缺乏远高于成人。维生素 A 缺乏可致干眼病（表现为眼疲劳、异物感、干涩感等眼睛不适感，以及眼充血、视力下降等症状）和夜盲症（白天视力正常，晚上或光线暗弱环境下看不见东西）。《中国居民膳食营养素参考摄入量（2013版）》建议学龄前儿童维生素 A 的推荐摄入量为每天 310 ～ 360 μg RAE。维生素 A 含量较高的食物来源如下：一部分来源于动物性食物提供的视黄醇；另一

部分来源于富含胡萝卜素的黄绿色蔬菜和水果。

②B族维生素。维生素 B_1、维生素 B_2 和烟酸在保证儿童体内的碳水化合物、神经递质、生物氧化与能量等代谢与促进生长发育方面有重要的作用。这3 种 B 族维生素常协同发挥作用，缺乏时也可能出现混合症状。维生素 B_1 缺乏症称为脚气病，以神经系统表现为主者称干性脚气病，以循环系统表现为主者称湿性脚气病，可影响儿童的食欲、消化功能；维生素 B_2 缺乏可出现口角炎、舌炎、唇炎以及湿疹等症状，补充维生素 B_2 对防治缺铁性贫血有重要作用；烟酸缺乏可引起癞皮病，起初出现乏力、体重减轻、记忆力差等症状，继而出现皮炎、腹泻乃至痴呆。

《中国居民膳食营养素参考摄入量（2013版）》建议学龄前儿童维生素 B_1 的推荐摄入量为每天 $0.6 \sim 0.8$ mg；维生素 B_2 的推荐摄入量为每天 $0.6 \sim 0.7$ mg；烟酸的推荐摄入量为每天 $6 \sim 8$ mg NE。

维生素 B_1 含量丰富的食物有谷类、豆类及干果类，动物内脏（心、肝肾）、瘦肉、禽蛋中含量较高，加工和烹饪可造成维生素 B_1 的损失，损失率为 $30\% \sim 40\%$；自然界中富含维生素 B_2 的食物不多，动物性食物含维生素 B_2 相对较高，特别是肝、肾和蛋黄等，植物性食物有菇类、胚芽和豆类；烟酸广泛存在于动、植物食物中，由于谷类中的烟酸绝大部分存在于种皮中，所以精加工损失很多。

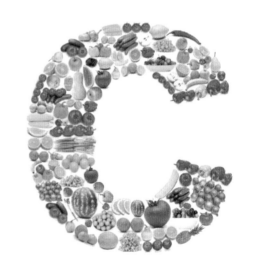

③维生素 C。维生素 C 缺乏可引起坏血病，常见症状为牙龈出血、鼻血等，但已不多见。《中国居民膳食营养素参考摄入量（2013版）》建议学龄前儿童维生素 C 的推荐摄入量为每天 $40 \sim 50$ mg。维生素 C 含量高的食物主要有新鲜蔬菜与水果，尤其是黄绿色蔬菜和色彩鲜艳的水果。

（二）学龄儿童膳食指南

【引言简介】

学龄儿童是指从 6 周岁到不满 18 周岁的未成年人。学龄儿童正处于在校学习阶段，身体生长和智力发育迅速，学习压力逐年加大，所以学龄儿童对能量和营养素的需要量相对高于成年人，保证充足的营养是学龄儿童智力和体格正常发育，乃至一生营养健康的物质保障，因而更需要强调合理膳食、均衡营养，做到吃动平衡、健康体重。

在完成学业的同时，学龄儿童期是学习营养健康知识、践行健康生活方式、提高营养健康素养的关键时期。学龄儿童应积极学习营养健康的相关知识，认识食物、参与食物的选择和烹调，传承我国优秀饮食文化和礼仪，养成健康的饮食行为，切实提高营养健康素养。家长应有意识地学会营养健康知识并将其融入学龄儿童的日常生活中，学校应开设适合学龄儿童应知应会需要的营养与健康教育相关课程，营造校园营养环境。家庭、学校和社会要共同行动，在学龄儿童的学习和生活中开展吃动平衡、文明用餐、珍惜食物、饮食卫生的饮食文化教育，从小培养其良好的饮食习惯，帮助其形成健康的生活方式。

按照《国民营养计划（2017—2030 年）》（国办发〔2017〕60 号）"研究建立各级国民营养健康指导委员会"的要求，2019 年 2 月 28 日，国家卫生健康委员会同教育部、农业农村部、体育总局、国务院扶贫办等 17 个相关部门组建的国家层面的国民营养健康指导委员会成立大会暨第一次全体会议在北京召开，建立部门合作机制，加强对《国民营养计划（2017—2030 年）》实施的领导、协调和指导，成立各级营养健康指导委员会，统筹推进营养健康工作。各级营养健康指导委员会的一项重点工作任务就是增强营养能力体系，组织开展营养教育培训、示范试点建设和科普传播。这必将通过社会、学校乃至家庭层面的共同努力，在校园营造营养健康环境，有益于学龄儿童的身心健康。

中国学生营养与健康促进会、中国关心下一代工作委员会于每年 5 月 20 日联合命名一批全国"学生营养与健康标准学校"，其创建标准涵盖营养保障、体育保障、食品安全等 10 个方面，是《学校卫生工作条例》提出的工作要求的细化和强化，可有效提升学校卫生工作水平。黄岩实验小学是 2018 年台州市第一家受到表彰的单位。台州市营养学会、台州市疾控中心通过加强现场指导和创建工作质量引领，积极推动这项工作的开展，相信全市将有越来越多的中小学成为"学生营养与健康标准学校"，共同为促进师生身心健康和健康台州建设做出不懈努力。

【关键推荐】

在一般人群膳食指南的基础上，推荐如下 5 条：

（1）认识食物，学习烹饪，提高营养科学素养。

（2）三餐合理，规律进餐，培养健康饮食行为。

（3）合理选择零食，足量饮水，不喝含糖饮料。

（4）不偏食节食，不暴饮暴食，保持适宜体重增长。

（5）保证每天至少活动 1 h，增加户外活动时间。

【重点解读】

1.提高营养健康素养

学龄儿童时期是人生中学文化、长知识的重要阶段，也是学习和丰富营养健康知识、培养和形成健康生活方式、培育和提高营养健康素养的关键时期。接触和认识食物，学会如何选择食物，了解食物烹调方式，熟悉合理饮食的生活技能，养成良好的饮食习惯和生活习惯，对学龄儿童维护自身健康、传承我国优秀饮食文化具有重要意义。

2.认识食物

（1）了解营养相关知识。学校的校医或保健老师要定期接受学校卫生及业务知识和技能培训，开设符合不同年龄段学生特点的营养与健康相关课程，营造营养健康的支持环境。充分利用教室和学校食堂等场所，采用班会、竞赛、展板、液晶屏、宣传栏、校园广

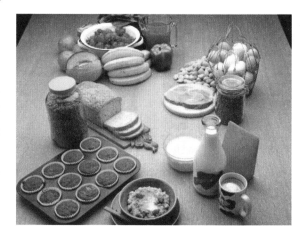

播、专题讲座以及组织班级营养与健康相关兴趣小组等，结合"校园菜园"、学生帮厨等方式开展形式多样的营养宣传教育，使学生了解、熟悉、掌握营养相关知识。

（2）认识食物。学龄儿童应了解食物的相关知识，学会选择与合理搭配食物，并养成良好的饮食行为。家长应学习和掌握营养知识，以自身丰富的营养知识引导和培养孩子选择食物的能力。

（3）学习和参与食物烹饪。以家庭为主，鼓励学龄儿童参与食物的准备，并在家长的指导下参与食物烹调，学习餐桌礼仪，体验文明用餐，体会珍惜食物。

（4）享受食物。家庭应以家长为主导，与孩子共同营造轻松快乐的就餐环境，享受长辈、家人、朋友、同学团聚的快乐。就餐者要保持心情愉快，家长不应在进餐时批评孩子，要让孩子高兴用餐，享受美味食物，促进食物消化吸收，增进营养。同时，舒适的用餐环境是家庭美好生活的象征，也是传统优秀饮食文化的内涵要求，应做到室内整洁、光线充足、空气流通、温度适宜、餐桌清洁、食具美观。

3. 养成良好的饮食习惯

（1）做到饮食规律。学龄儿童的消化系统结构和生理功能还处于发育阶段，一日三餐的规律饮食是培养其健康饮食行为的基础。所以，食物应多样化，做到荤素搭配，清淡适口，五颜六色，营养齐全。

学龄儿童应经常吃含钙丰富的食物，以保证钙的足量摄入，促进骨骼的发育并坚固牙齿。奶粉、奶酪、液态奶等奶制品是膳食钙的主要来源，如市售的纯牛奶每 100 mL 约含钙 100 mg；豆类及其制品、芝麻酱、坚果类及小鱼小虾等也是膳食钙的良好来源。

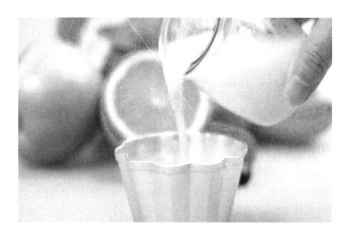

学龄儿童还应经常吃含铁丰富的食物，一般动物性食物铁吸收率比较高，如动物肝脏与血、畜禽肉、鱼类等是

膳食铁的良好来源。同时，膳食中应搭配富含维生素 C 的食物，如新鲜的蔬菜和水果，尤其是黄绿色蔬菜和色彩鲜艳的水果，以促进铁在体内的吸收，保证铁的充足摄入和利用。

学龄儿童还应经常吃含维生素 D 丰富的食物。《中国居民膳食营养素参考摄入量（2013 版）》建议学龄儿童推荐摄入量为每天 10 μg，维生素 D 主要存在于海水鱼（如沙丁鱼）、动物肝脏、蛋黄及鱼肝油制剂中，蔬菜、谷类及其制品和水果几乎没有维生素 D 的活性。经常进行户外活动可以促进皮肤合成维生素 D，有利于钙的吸收和利用。

饮食规律首先要保证一日三餐，就餐的时间应相对固定。其次要做到基本定量，要求进餐时细嚼慢咽，但不拖延。一般要求早餐提供的能量应占全天总能量的 25%～30%、午餐占 30%～40%、晚餐占 30%～35%。午餐时间点在三餐中居中，承载着连接上下午的能量需要，所以要吃饱吃好，吃上"营养午餐"。晚餐则要适量，不宜过饱。要避免或少吃高盐、高糖或高脂肪的快餐，如果有需要一定要吃快餐，应尽量选择搭配有蔬菜和水果的快餐。

（2）保证吃好早餐。早餐是学龄儿童一天中能量和营养素的首要来源，因为经过一个晚上的生命活动和能量消耗，早晨起来后需要补充能量和营养，如此才能满足身体和智力发育的需要。因此，学龄儿童一定要吃早餐，而且要吃好早餐。但有专家调查发现，在学龄儿童中不吃早餐的现象还比较普遍，如有的早上因为赶时间去学校来不及吃，有的不吃早餐或把吃早餐的钱用来买零食甚至用于网吧消费，有的匆匆忙忙在早餐店对付一下，这些情况是很值得家长和学校重视的问题。

那么，如何吃早餐呢？建议做到以下 3 点：

①在家吃早餐。为避免因各种原因学龄儿童不吃早餐的问题，建议学龄儿童尽可能在家吃早餐，或由家长陪伴到早餐店吃早餐，保证吃好早餐。

②食物多样化。早餐要做到品种丰富、营养充足。至少应包括主食（如粥或米饭、面条等）、牛奶、鸡蛋或畜禽肉等蛋白质含量高的食物，而蔬菜和水果也是不可缺的。有的学龄儿童早餐只有鸡蛋和牛奶，家长以为营养可以了，殊不知缺少主食的早餐营养是很不全面的。作为主食的谷薯类食物的主要营养素是碳水化合物，其进入人体后转化为葡萄糖供机体使用，中国营养学会建议膳食碳水化合物摄入量占总能量摄入量的 50%～65%。而葡萄糖是小分子物质，其在血液循环中容易通过血脑屏障为大脑提供能量，成为大脑能量的唯一

来源。所以，为维持血糖稳定，保证学龄儿童在学习时大脑活动所需要的能量，学龄儿童的早餐中主食是必不可少的。

③掌握食物摄入量。早餐的食物摄入量应为全天食物总摄入量的1/3，除主食外，建议加上牛奶300 mL、鸡蛋1个、有荤有素的菜肴1盘及水果等。

（3）坚持天天喝奶。为满足骨骼生长和坚固牙齿的需要，学龄儿童要保证每天喝液态奶300 mL以上或相当量奶制品（酸奶、奶粉或奶酪）。这里需提醒的是，中国营养学会提出，从营养健康的角度分析，不论年龄、性别和城乡，所有人都应该每天坚持饮用牛奶及奶制品，并且是终身喝牛奶。同时，要积极鼓励和安排学龄儿童参加体育活动，促进钙的吸收和利用。

（4）主动足量饮水。学龄儿童每天活动量大，身体水分消耗多，所以每天要少量多次、足量喝白开水。6～10岁儿童每天800～1 000 mL，11～17岁儿童每天1 100～1 400 mL。在高温或身体活动明显增多时应增加饮水量。要做到主动、少量、多次、足量饮水，不要等感到口渴时才喝水，可以在每个课间喝水100～200 mL，全天达到总饮水量要求的水平。

4. 形成健康饮食行为

（1）合理选择零食。应选择天然、新鲜、卫生、营养丰富的食物作为零食。

①水果和能生吃的新鲜蔬菜含有丰富的维生素、矿物质和膳食纤维。

②奶类、大豆及其制品可提供丰富的蛋白质和钙。

③坚果（如花生、瓜子、核桃等）富含蛋白质、多不饱和脂肪酸、矿物质和维生素E。

④谷薯类（如全麦面包、煮红薯等）也是不错的零食。

⑤避免选择油炸、高盐或高糖的食品做零食。

两餐之间可以吃些少量零食，但零食的量不应影响正餐的用量，更不能以零食代替正餐。正餐前、后30 min内不宜吃零食，也不要在看电视时吃零食或边玩边吃零食。睡觉前30 min不要吃零食。吃零食后要及时刷牙或漱口。

对于年龄较大的儿童，可引导孩子阅读预包装食品（平常说的包装食品）外包装上的食品标签和食品营养标签，学会辨识食品生产日期、保质期，读懂配料表（标示食品的原料、辅料和添加剂等信息）和营养标签（营养成分表，主要显示该食物所含的能量、蛋白质、脂肪、碳水化合物、钠等食物营养基本信息）。

（2）不喝或少喝含糖饮料，更不能用饮料代替饮水。多数饮料含有大量的添加糖、色素、香精、防腐剂等物质，碳酸饮料中的酸性物质会软化牙釉质，促进牙齿龋洞形成，导致牙齿损坏，大量的二氧化碳还可抑制人体有益菌，影响食物的消化吸收。所以，要尽量做到少喝或不喝含糖饮料，尤其不能用饮料代替饮白开水。同时，如果要喝饮料，要学会阅读并能看懂食品标签中的营养成分表，选择标示"碳水化合物"或"糖"含量低的饮料。

（3）合理选择快餐。快餐是适应现代生活节奏的饮食，但多数快餐在制作过程中用油、盐及辛辣等调味品较多，经常吃快餐对儿童稚嫩的消化系统是无益的。因此，应尽量少在外就餐，合理选择快餐，并尽量选择蔬菜、水果相对多的快餐，少吃含能量、脂肪或糖、盐高的食品，同时避免辛辣食物。若某餐食用含油炸食品比较多的快餐，则其他餐次要适当减少主食和动物性食物的食用量，并多吃新鲜蔬菜和水果。

小朋友包括年轻人非常青睐方便面，因其独特的香味、浓郁的汤色而撩人感官。需要注意的是，偶尔吃方便面是可以的，但若长期食用会导致营养不均衡，对健康不利。因为就营养价值而言，除了母乳能满足 6 月龄以内的婴儿的营养需要外，没有一种食物含有人体所需要的所有营养素，方便面也一样。当然，从提供能量的角度看，方便面还是不错的，问题在于钠的含量很高，以某品牌红烧牛肉面为例，85 g 面饼含钠 740 mg，18 g 调料包含钠 1 256 mg，合计含钠 1 996 mg，相当于含食盐 5 g。也就是说，食用一包方便面，几乎等于吃掉了一天的食盐推荐量（每天不超过 6 g）。同时，面饼属于油炸烘烤食品，脂肪含量往往较多，加之油炸方便面的炸脱水工艺大多使用的是棕榈油，棕榈油虽具有口感好、稳定性好、抗氧化性强、不易氧化酸败、消化吸收率较高等特点，但其饱和脂肪酸含量相对较多。另外，方便面中的调味料包通常有 3 包，分别是液态的调味油包、固态的粉包（含有盐、鲜味剂、香辛料等调味料）和脱水蔬菜包，食物种类较少且营养不均衡。为避免方便面在这方面的缺陷，建议在食用时采取添加蔬菜、鸡蛋、豆制品等食物的办法，并在食用后再食用一些黄瓜、西红柿、苹果或草莓、橙子等，以弥补营养的不足。再则，调料包里的盐分和油脂过高，应该酌减使用，避免高脂、高盐等对健康不利的隐患。

（4）纠正偏食、挑食。偏食、挑食的负面影响就是营养不均衡，这对正处于生长发育又面临沉重学习负担的儿童来说是很不利的。家长要教育和引导儿童认识偏食、挑食带来的危害，以自身良好的饮食习惯示范、帮助儿童纠正偏食、挑食行为，调整食物制作方法，使儿童接受食物多样性。要避免学龄儿童盲目节食，甚至采用极端的减肥方式控制体重的做法，既要运用营养知识来说服肥胖儿童，又要通过改变膳食结构（如严格控制高油、高糖食物摄入，适量控制精白米面和肉类，保证摄入充足的蔬菜、水果和牛奶、豆制品等）、鼓励身体活动来维持健康体重。要避免节假日、同学聚餐、外出就餐时暴饮暴食，暴饮暴食在短时间内会摄入过多的食物，加重消化系统的负担，增加发生超重肥胖的风险。超重肥胖不仅会影响学龄儿童的健康，更容易延续到成年期，增加发生慢性病的危险。无论在家或在外就餐，都要提倡分餐制，方便掌握自己食物分量，以免吃得过多。低年龄儿童可以用较小的餐具进餐，便于形成定量进餐的习惯。

（5）严格禁止饮酒。学龄儿童正处于生长发育阶段，身体各个脏器功能还不完善，必须严格禁止饮酒。学校应开展预防酒精滥用的宣教活动，教育学龄儿童提高对饮酒危害的认识，不尝试饮酒，同学聚餐时避免饮酒。

在社会层面，商家要严格遵守《中华人民共和国未成年人保护法》关于不向未成年人售酒的规定，切实做到不向未成年人售酒。要争取有关部门制定相关法律法规以加强对酒及酒精饮料的管理，限制最小饮酒年龄，启用"儿童不饮酒"警示标识，逐步开展儿童饮酒行为的监测，做好酒精滥用的早期预防控制工作。

5.科学开展身体活动

对于学龄儿童来说，开展时间充足、科学规律和多种形式的身体活动可以强健骨骼和肌肉，提高心肺功能，降低慢性病的发病风险，促进学业成绩的提高。

学龄儿童应每天累计开展至少 1 h 中等到高强度的身体活动，以有氧运动为主，活动时间可以累计，但每次持续时间应不少于 10 min。每周至少进行 3 次高强度身体活动（如长跑、游泳、打篮球等），3 次抗阻力运动（如俯卧撑、仰卧起坐及引体向上等）和骨质增强型运动，尽可能做到运动强度、运动形式以及运动部位的多样化。要在学校体育教师或体育相关专业人员的指导下，科学合理地安排有氧和无氧运动、关节柔韧性活动、

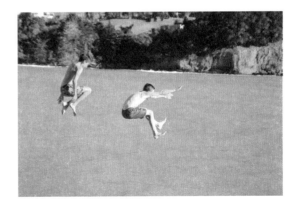

躯干和四肢大肌肉群的抗阻力锻炼、身体平衡和协调性锻炼等。在开展各项身体活动时，要注意相关运动姿势的正确性，并注意低强度、中等强度和高强度身体活动之间的过渡环节，运动前做好充分的准备活动，逐渐增加用力，运动后不要立即停止活动，应逐渐放松，做到科学运动，安全第一。运动宜在饭后1 h进行，并注意避免空腹运动。运动后要注意补充水分，出汗多时需要适量补充淡盐水。

制订适合学龄儿童生理特点的作息时间表和运动计划，合理安排学习、运动和睡眠时间。家长应帮助孩子培养运动兴趣，如抽时间陪伴孩子一起开展各种身体活动，并为孩子提供必要的运动服装和锻炼器材等。要逐步做到运动生活化，如步行上下学、完成作业后参加家务劳动等。充分利用在校期间的体育课、课间活动、"快乐10分钟"活动等时间，在户外阳光下活动，这有助于维生素 D 的体内合成，还可有效减缓近视的发生和发展。学校要改善户外活动场地和设施，通过为学生提供运动指导提高学生的运动技能。雾霾天或空气污染严重不宜在户外活动时，可降低运动强度，组织学生在室内进行不明显增加呼吸和心率的活动、进行协调性和平衡性练习（如单脚独立、瑜伽）等。

家长和学校都要对学龄儿童开展久坐不动和长时间视屏带来危害的教育，提醒他们每坐 1 h 就要进行适当的身体活动。不在家里卧室和学生宿舍摆放电视、电脑，每天使用手机、电脑和看电视时间不超过 2 h，并且时间越少越好。保证充足的睡眠时间，即小学生每天 10 h、初中生 9 h、高中生 8 h。

6. 维持适宜的体重增长

学龄儿童维持适宜的身高和体重增长是吃动平衡、健康体重的体现。可采用分性别和年龄的身高来判断学龄儿童的营养状况（表 14）。

表 14　我国 7～18 岁学龄儿童生长迟缓判别标准（身高，cm）

年龄／岁	男　生	女　生	年龄／岁	男　生	女　生
7 ～	≤ 111.3	≤ 110.1	13 ～	≤ 136.9	≤ 138.8
8 ～	≤ 115.4	≤ 114.5	14 ～	≤ 141.9	≤ 142.9
9 ～	≤ 120.6	≤ 119.5	15 ～	≤ 149.6	≤ 145.4
10 ～	≤ 125.2	≤ 123.9	16 ～	≤ 155.1	≤ 146.8

年龄/岁	男 生	女 生	年龄/岁	男 生	女 生
11 ～	≤ 129.1	≤ 128.6	17 ～	≤ 156.8	≤ 147.3
12 ～	≤ 133.1	≤ 133.6			

注：引自《中国居民膳食指南（2016）》。

由上表可知，学龄儿童应树立吃动平衡、健康体重的健康理念，学习相关知识，获得体型认知，正确认识自身体重的合理增长以及青春期体型变化，并通过合理膳食和身体活动预防营养不良或超重肥胖。

体重过轻的儿童要在能量摄入充足的基础上，保证足够的鱼、蛋、畜禽瘦肉、豆制品等富含优质蛋白质食物的摄入，坚持每天喝液态奶 300 mL，每餐有新鲜的蔬菜，每天有水果；保证一日三餐，规律用餐，纠正偏食、挑食和盲目节食等不健康饮食行为；平时没有锻炼习惯的要加以运动，加强以全身大肌肉群为主的力量练习，坚持适宜的身体活动。家长和学校要加强对青春期女生的引导，使她们正确认知体型，正视青春期体型变化，维持体重的合理增长。有些青春期女生为了追求体型"苗条"而盲目节食，甚至采用极端的减肥方式控制体重，这样做会导致新陈代谢紊乱，严重者甚至会引起死亡，必须引起家长和学校的高度重视，一旦发现此类情况，要做好心理疏导，实施必要的干预措施，对因过度节食出现消瘦或其他疾病的应及时送医。

已经超重肥胖的儿童要运用营养知识进行引导，在保证正常生长发育的前提下，调整膳食结构，控制总能量摄入，严格控制高油、高糖食物摄入，适量控制精白米面和肉类，保证摄入充足的蔬菜、水果和牛奶、豆制品等，避免零食和含糖饮料。同时，鼓励开展身体活动，逐步增加运动频率和强度，养成运动生活化的习惯，纠正久坐不动的不良习惯，维持健康体重。有关部门也应配合开展预防控制学龄儿童超重肥胖的工作，如禁止在体育赛事上向儿童推销不健康的食品；禁止在火车站、汽车站、地铁站等公共场所宣传不利于儿童健康的食品广告；家庭、学校和社会共同努力，在实施学生营养改善行动中，开展针对学生的"运动＋营养"的体重管理和干预策略，开展平衡膳食的宣传教育，加强体育锻炼和户外活动。同时，加强对校园及周边食物售卖的管理，加强对学生超重肥胖的监测，分析各种影响因素，提出并实施针对性的综合干预策略。

温馨提示：以下几点是在充分的科学证据基础上归纳得出的结论，可作为指导学龄儿童生长发育、增进学习效率的意见，读者应牢记。

（1）合理均衡营养、规律多样活动是学龄儿童正常生长发育的健康保证。

（2）学龄儿童中普遍存在营养知识缺乏、饮食习惯不良的现象，应通过实施中小学健康促进行动予以改善和提高。

（3）学龄儿童中还存在一定数量的营养不良状况，超重肥胖现象有快速上升趋势，增加了儿童期及成年期慢性病发生的风险。

（4）学龄儿童每天吃好品种丰富、营养充足的早餐，早餐既是为全天学习提供能量和营养素的重要来源，又有利于改善认知能力和降低超重肥胖发生概率。

（5）儿童过多摄入含糖饮料对身体生长发育有害无益，会增加儿童患龋齿、超重肥胖等的概率。

（6）学龄儿童实施适合自身生理特点的作息时间，积极开展身体活动包括户外活动，有利于促进其生长发育，保持适宜的体重增长，预防超重肥胖和近视，增进学习效率，保障身心健康。

【知识链接】

1.儿童少年的生理特点

（1）运动系统。

①骨骼与关节特点。儿童少年时期骨骼正处于生长发育阶段，软骨成分较多，骨组织中有机物与无机物之比为 5 : 5（成人为 3 : 7），所以其骨骼富有弹性，不易完全骨折，但容易受不良姿势的影响而发生变形，如驼背、脊柱侧弯等。重视儿童的这一生理特点非常重要，

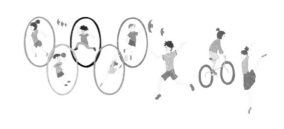

家长可从小要求其保持正确的坐、走、站姿势，如要求儿童平时保持身子挺直，长大后就会显出很好的效果。

身高的不断增长实际上是骨骼的不断增长，骨骼的软骨必须经过钙化，才

能成为坚硬的骨骼。在骨骼钙化的过程中，需要钙、磷等矿物质为原料，还需要维生素 D 的参与，以促进钙、磷的吸收和利用。儿童此时若缺少维生素 D，导致骨骼不能正常钙化，极易引起骨骼变软和弯曲变形，走路时身体重量使下肢骨弯曲，形成 "X" 或 "O" 形腿；胸骨外凸呈 "鸡胸"，肋骨与肋软骨连接处形成 "肋骨串珠"；囟门闭合延迟、骨盆变窄和脊柱弯曲；由于腹部肌肉发育不良，易使腹部膨出；牙齿萌出推迟，恒齿稀疏、凹陷，容易发生龋齿等一系列佝偻病的症状。多带孩子晒太阳可以有效预防佝偻病的发生。

一般情况下，男子在 17～18 岁、女子在 16～17 岁完成四肢骨化，脊柱的椎体一般要到 20～22 岁，筋骨一般要到 19 岁后完成骨化。在完全骨化前，骨的任何过大负荷都会影响骨骼的正常生长。

儿童少年在关节结构上与成人基本相同，但关节面软骨较厚，关节囊较薄；关节内外的韧带较薄而松弛，关节周围的肌肉较细长。因此，其伸展性与活动范围都大于成人，关节的灵活性与柔韧性都易发展，但牢固性较差，比较脆弱，在外力的作用下较易脱位，要尽量避免磕碰。

②肌肉特点。儿童少年的肌肉尚未发育成熟，含水量较多，蛋白质、脂肪以及矿物质较少，肌肉细嫩。与成人相比，收缩能力较弱，耐力差，不能进行运动量大、长时间的高强度锻炼；易疲劳，但恢复也较成人快；身体各部分肌肉发育，躯干肌先于四肢肌，屈肌先于伸肌，上肢肌先于下肢肌，大块肌肉先于小块肌肉。肌力的逐年增长也是不均匀的，在生长加速期，肌肉纵向发展较快，但仍然落后于骨骼的增长，其肌力和耐力均较差。生长加速期后，肌肉横向发展较快，肌纤维明显增粗，肌力显著增加。一般女孩在 15～17 岁、男孩在 18～19 岁时肌力增长最为明显。所以，儿童少年期可通过展现肌肉柔韧性的活动力来提高其对身体活动的兴趣，循序渐进地开展各项适合生理特点的活动。

（2）循环系统。

①血液。儿童少年的血液总量比成人少，但按体重比例看则比成人多，年龄越小，比例越大，以后随着年龄的增长，血液总量占体重的比例逐渐下降，15 岁左右达到成人水平。血浆含水分多，含凝血物质少，红细胞数和血红蛋白量不稳定，白细胞系中性粒细胞比例小，机体抵抗能力较差。

②心血管系统。

第一，心脏的重量和容积。儿童少年心脏的重量和容积均小于成人，但与体重的比值则和成人相近。心脏的重量随年龄而逐渐增长，到青春期，心脏已达成人水平。心脏容积的增长也有类似的规律。

第二，心率与心排血量。儿童少年的心脏发育及神经调节还不够完善，而新陈代谢又比较旺盛，交感神经兴奋占优势，因而心率较快。随着年龄的增长，心率逐渐减慢，一般到 19 岁以后基本趋于稳定；儿童少年的心缩力弱，心脏泵血力小，每搏和每分输出量比成人小，但相对值每千克体重的心输出量大；儿童少年的心脏发育与身体的整体发育水平是相适应的，但由于心脏的发育尚不完善，在运动训练时运动量不宜过大，憋气和静力练习（保持某一特定姿势对抗阻力的训练方法）不宜过多，以免心脏负担过重。

第三，血压。儿童少年心脏收缩力较弱，动脉血管和毛细血管的口径相对比成人宽，外周阻力较小，因此儿童少年血压低。随着年龄的增长，心率逐渐变慢，心缩力加强，血管外周阻力加大，血压会逐渐升高。青春发育期后，心脏发育速度增快，而血管发育相对处于滞后状态，导致血压明显升高，一些身体发育良好、身体增长迅速的青少年甚至会出现血压暂时偏高现象，称为"青春性高血压"，这些人进行体育活动时，运动量不宜过大，应减少憋气用力练习。

（3）呼吸系统。

①呼吸频率与肺活量。儿童少年的胸廓狭小，气道比较狭窄，所以呼吸时的弹性阻力和气道阻力都较大，而呼吸肌力量又较弱，故每次呼吸的深度不及成人，肺活量相对较小。但儿童少年代谢旺盛，对氧的需要相对较多，因而呼吸频率较快。随着年龄的增长，呼吸深度也会增大，频率逐渐减慢而肺活量增大。当然，儿童少年通过加强身体活动也能促进呼吸系统的发育，提高呼吸系统的整体功能。

②肺通气量与摄氧量。在进行剧烈运动时，儿童少年的氧运输系统的功能不完善，其最大通气量和最大摄氧量的绝对值比成人低，而相对值并不低于成人，甚至还略高于成人水平。

（4）物质代谢和能量代谢。

①物质代谢。

第一，蛋白质代谢。蛋白质是构成人体细胞与组织必不可少的物质，对机体的生长发育起着十分重要的作用。儿童少年蛋白质代谢特点是合成过程大于分解过程，即处于"正氮平衡"，所以每天蛋白质的需要量比成年人高。生长发育越迅速，蛋白质的需要量越高。一旦蛋白质的摄入量不足，就会导致生长发育迟缓。在进行体育运动时，蛋白质的摄入量应适当增加。

第二，脂类代谢。脂类是构成身体组织的生理活性物质，是人体能量的重要来源，提供必需脂肪酸，有利于脂溶性维生素的消化吸收。人体对脂类的需要随着年龄不同而有所改变，儿童少年膳食中缺乏脂肪会影响生长发育，但脂肪过多可致肥胖，对机体生长发育产生不良的影响。

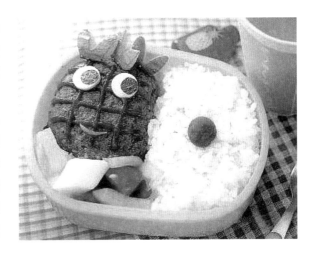

第三，碳水化合物代谢。碳水化合物是构成机体组织的重要成分，也是热能的主要来源，在维持大脑活动和肌肉活动中具有重要的作用。在对碳水化合物代谢的调节上，儿童少年不如成人完善。

第四，水盐代谢。水是构成人体的主要成分之一，具有调节人体生理功能的重要作用。新生儿总体水最多，约占体重的80%，婴幼儿次之，约占体重的70%。随着机体的生长发育，体内的含水量逐渐下降，到10～16岁时减至成人水平，成年男性总体水为体重的60%左右，女性为体重的55%左右。人体每天的需水量随着年龄的增长而增加，如6～10岁为每天1 600～2 000 mL，成人为每天2 200～2 500 mL。但相对需水量随年龄的增长而下降，如6岁儿童一昼夜需水每千克体重100 mL，10岁儿童一昼夜需水每千克体重80 mL，18岁一昼夜需水每千克体重40 mL。儿童少年水代谢的神经体液调节尚不够完善。

钙和磷的摄入对骨组织的构成具有重要的意义，尤其是生长加速期和性成熟期的需要量明显增加。机体的生长也需要钠、钾、氯等常量元素。此外，在儿童少年生长发育过程中，机体所需的微量元素也是必不可少的，如铁缺乏致使血红蛋白的合成减少而发生小细胞低血素性贫血，即通常所说的缺铁性贫血。

②能量代谢。儿童少年新陈代谢旺盛，除了维持各器官正常的生理活动外，还必须保证生长发育的需要。研究表明，由于儿童少年糖的无氧氧化即糖酵解能力不及成人，所以他们应对剧烈运动或长时间运动的能力明显比成人差，在完成最大强度的工作时，儿童少年血液中的乳酸（葡萄糖或糖原在糖酵解过程中分解的物质）含量要比成人少，且年龄越小，血乳酸水平越低。在儿童少年的运动训练中，开始时宜采用短时间大强度的练习，随之在保持强度的基础上逐渐延长时间或距离，以逐步提高他们的糖酵解供能能力。

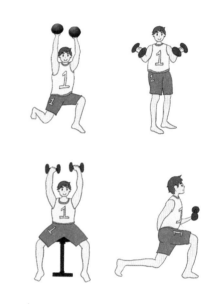

儿童少年肝糖原的贮量比成人少，肌肉占体重的百分比和肌糖原也较成人少，加上最大吸氧量水平低，糖的有氧氧化能力也不及成年人，在长时间肌肉工作中易发生血糖水平的下降，耐久力较差。

（5）神经系统。

①神经系统的兴奋和抑制过程。儿童少年神经系统的兴奋与抑制过程的发展不均衡，神经活动过程不稳定。6～12岁兴奋过程明显占优势，兴奋容易扩散，表现为活泼好动，注意力不易集中，动作不协调、不准确，容易出现多余动作，一般8岁以前错误动作较多，8岁以后接近成人；13～14岁时分析综合能

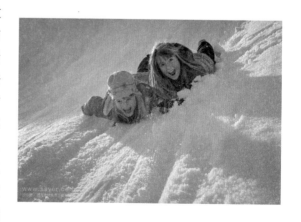

力明显提高，能较快地建立各种条件反射，但掌握复杂精细的动作仍较困难；14～16岁时臻于完善，但女孩能相对较早地掌握复杂的高难度动作，如体育

运动的体操、花样滑冰和杂技的一些高难度动作表演。

儿童时期神经细胞工作耐力差，容易疲劳，但神经过程可塑性大，疲劳消除快，恢复也快。

②两个信号系统的特点。在儿童时期，神经活动中第一信号系统占主导地位，对形象具体的信号容易建立条件反射，而第二信号系统相对较弱，语言较抽象，思维能力较差，分析综合能力发展还不完善。9～16岁第二信号系统功能进一步发展，联想、推理、抽象、概括的思维活动能力逐渐提高。至16～18岁时，第二信号系统的功能已发展到相当的水平，两个信号系统的相互关系更加完善，分析综合能力显著提高。

③青春发育期神经系统的稳定性。在青春期开始的一段时间，由于内分泌腺活动的变化，可能使神经系统的稳定性暂时下降，表现为兴奋过程占优势，抑制过程明显降低，出现动作不协调现象，女孩更为明显。随着青春发育的成熟，动作的协调性又逐渐得到稳定。

2.儿童少年营养

儿童少年生长发育较快，体内合成代谢旺盛，一般6～12岁儿童每年体重增加2～2.5 kg，身高每年可增高4～7.5 cm；12～18岁少年每年体重增加4～5 kg，身高每年可增高5～7 cm，身体发育速度加快，第二性征逐渐出现，加之活动量大，学习负担重，对能量和各种营养素的需求相对比成人高。此时期充足的营养是增强体魄、获得知识的物质基础。

（1）能量。少年儿童的能量处于正平衡状态。中国营养学会建议蛋白质占总能量的10%～15%，脂肪占25%～30%，碳水化合物占50%～65%。

（2）蛋白质。动物性食物蛋白质含量丰富，且氨基酸组成更适合人体需要，如肉类为17%～20%，蛋类为13%～15%，奶类约为3%；植物性食物中，大豆是优质蛋白质的来源，含量高达35%～40%，消化利用率较高。

（3）脂类。少年时期是生长发育的高峰期，能量的需要也达到了高峰，因此不必过度限制儿童少年的膳食脂肪摄入。但脂肪摄入量过多将增加肥胖及成年后心血管疾病和某些癌症的发病风险。符合科学代谢营养要求的脂肪摄入应使饱和脂肪酸、单不饱和脂肪酸和多不和脂肪酸的比例为1：1：1，因此家庭和学校食堂的各种植物油建议经常轮换食用。

（4）碳水化合物。谷薯类食物的主要营养成分是碳水化合物，是人体能量的主要来源。所以，一日三餐每餐都应该用谷薯类食物作为主食，避免脂肪和糖的过度摄入。世界卫生组织循证研究证明，过量摄入添加糖（在生产和制备过程中被添加到食品中的糖及糖浆）会增加龋齿的风险，而过多摄入含糖饮料会增加龋齿和肥胖的发生风险。

（5）矿物质。

①钙。青春前期及青春期正值身体生长突增高峰期，为了满足突增高峰的需要，根据中国营养学会《中国居民膳食营养素参考摄入量（2013 版）》（以下同），11 ～ 18 岁青少年钙的推荐摄入量为 1 000 ～ 1 200 mg/d，6 ～ 10 岁钙的推荐摄入量为 1 000 mg/d。奶粉、奶酪、液态奶等奶制品是膳食钙的主要来源，其含钙量高（钙含量约为 100 mg/100 g），并且吸收率高。发酵的酸奶更有利于钙的吸收。豆类、坚果类及小鱼小虾也是钙的良好来源。

②铁。铁缺乏除引起贫血外，还可能降低学习能力、免疫和抗感染能力。青春期贫血是女童常见的疾病，值得特别关注。儿童少年各年龄段每日铁的推荐摄入量为 4 ～ 6 岁 10 mg，7 ～ 10 岁 13 mg，11 ～ 13 岁男 15 mg、女 18 mg，14 ～ 17 岁男 16 mg、女 18 mg。动物肝脏、血、畜禽肉、鱼类是膳食铁的良好来源，而且铁吸收率均较高。木耳、松蘑、紫菜、蘑菇、芝麻酱中铁含量也较高。

③锌。儿童缺锌的临床表现是食欲差，味觉迟钝甚至丧失，严重时会引起生长迟缓、性发育不良及免疫功能受损。贝壳类海产品、畜禽肉、动物内脏等都是膳食锌的良好来源，干果类、谷类胚芽、麦麸、花生和花生酱等锌含量也较高。儿童和青少年膳食锌每日推荐摄入量为 4 ～ 6 岁 5.5 mg，7 ～ 10 岁 7.0 mg，11 ～ 13 岁男 10 mg、女 9.0 mg，14 ～ 17 岁男 11.5 mg、女 8.5 mg。

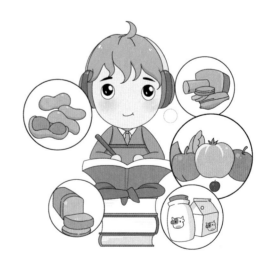

④碘。碘缺乏在儿童期和青春期的主要表现为甲状腺肿大，尤其是青春期甲状腺发病率较高，需特别注意预防。儿童少年膳食碘每日推荐摄入量：7 ～ 10 岁为 90 μg，11 ～ 13 岁 110 μg，

14 ～ 17 岁 120 μg。碘含量高的食物有海带、紫菜、淡菜等，海鱼和海虾碘含量也较高。应坚持食用碘盐，并注意碘盐的储存和烹调方法。需要注意的是，食用海带、紫菜较多时，可减少碘盐的用量或食用无碘盐。

（6）维生素。

①维生素 A。儿童维生素 A 缺乏的发生率远高于成人。维生素 A 每日推荐摄入量为 4 ～ 6 岁 360 μg RAE，7 ～ 10 岁 500 μg RAE，11 ～ 13 岁男性 670 μg RAE、女性 630 g RAE，14 ～ 17 岁男性 820 μg RAE、女性 630 μg RAE。维生素 A 含量高的食物源于两部分：一部分源于动物性食物提供的视黄醇，如所有畜禽类肝脏含有丰富的维生素 A；另一部分源于富含胡萝卜素的黄绿色蔬菜和水果，如枸杞子、豆瓣菜、紫苏（鲜）、西兰花、番薯叶、沙棘、早橘、胡萝卜、芥蓝、芹菜叶、菠菜、豌豆苗、荠菜等。与动物来源的维生素 A 比较，植物来源的胡萝卜素效价较低。

②维生素 B_1。谷类过度精加工使儿童维生素 B_1 的缺乏成为目前一个重要的营养问题。我国儿童少年膳食维生素 B_1 每日推荐摄入量为 4 ～ 6 岁 0.8 mg，7 ～ 10 岁 1.0 mg，11 ～ 13 岁男性 1.3 mg、女性 1.1 mg，14 ～ 17 岁男性 1.6 mg、女性 1.3 mg。维生素 B_1 含量丰富的食物有谷类、豆类及干果类，在动物内脏（如肝、心、肾）、瘦肉、禽蛋中含量也较高。加工和烹调可造成维生素 B_1 的损失，损失率可达 30% ～ 40%。

③维生素 B_2。膳食摄入不足是发生维生素 B_2 缺乏症的主要原因，表现为以阴囊炎、舌炎和口角炎为主要特征的临床症状。我国儿童少年膳食维生素 B_2 每日推荐摄入量为 4 ～ 6 岁 0.7 mg，7 ～ 10 岁 1.0 mg，11 ～ 13 岁男性 1.3 mg、女性 1.1 mg，14 ～ 17 岁男性 1.5 mg、女性 1.2 mg。自然界中富含维生素 B_2 的食物不多，动物性食品含维生素 B_2 相对较高，特别是奶类、肝肾和蛋黄等；植物性食物主要有菇类、胚芽和豆类。

④维生素 C。我国儿童少年膳食维生素 C 每日参考摄入量为 4 ～ 6 岁 50 mg，7 ～ 10 岁 65 mg，11 ～ 13 岁 90 mg，14 ～ 17 岁 100 mg。维生素 C 含量高的食物主要有新鲜蔬菜与水果，尤其是黄绿色蔬菜和色彩鲜艳的水果。比如，100 g 芥菜含维生素 C 72 mg，100 g 刺梨含维生素 C 2 585 mg。

3. 学生营养改善行动的重点工作

（1）指导学生营养就餐。鼓励地方因地制宜地制定满足不同年龄段在校学生营养需要的食谱指南，引导学生科学营养就餐；制定并实施集体供餐单位营养操作规范。

（2）学生超重肥胖干预。开展针对学生的"运动＋营养"的体重管理和干预策略，对学生开展均衡膳食和营养宣教，增强学生体育锻炼。加强对校园及周边食物售卖的管理。加强对学生超重肥胖情况的监测与评价，分析家庭、学校和社会等影响因素，提出有针对性的综合干预措施。

（3）开展学生营养健康教育。推动中小学加强营养健康教育。结合不同年龄段学生的特点，开展形式多样的课内外营养健康教育活动。

4.实施中小学健康促进行动

《国务院关于实施健康中国行动的意见》（国发〔2019〕13号）提出，要实施中小学健康促进行动，部分摘录如下：

实施中小学健康促进行动。中小学生处于成长发育的关键阶段。动员家庭、学校和社会共同维护中小学生身心健康。引导学生从小养成健康生活习惯，锻炼健康体魄，预防近视、肥胖等疾病。中小学校按规定开齐开足体育与健康课程。把学生体质健康状况纳入对学校的绩效考核，结合学生年龄特点，以多种方式对学生健康知识进行考试考查，将体育纳入高中学业水平测试。到2022年和2030年，国家学生体质健康标准达标优良率分别达到50%及以上和60%及以上，全国儿童青少年总体近视率力争每年降低0.5个百分点以上，新发近视率明显下降。

5.考前应照常规律饮食

孩子考前应该吃什么是不少家长很伤脑筋的一件事。吃多、吃太好怕吃坏肚子，照平常吃又怕营养不够，由此大多数家长都感到非常纠结。

其实，学生考前饮食一定要坚持有规律，一旦改变其平时的饮食习惯，就有可能使胃肠出现不适应，影响食物的消化吸收，反而造成营养不足，适得其反。另外，在保证一日三餐规律的前提下，若晚上学生熬夜学习，可以适当加餐，但不宜太油腻，且加餐的量不能过多，以免影响其晚上休息。

考前必须坚持吃好早餐。早晨起床后，胃处于空虚状态，血糖水平也降到了较低值，此时若不补充充足的营养，就会出现低血糖，造成大脑能量供应不足，从而影响学习，不利于学生考试水平的发挥。因此，仍照日常的安排吃好丰富的早餐显得格外重要。合理的早餐要求主副相辅、干稀平衡、荤素搭配，保证提供占全天30%的能量，主食不能缺，牛奶、鸡蛋不能少，再配以适量的素菜（新鲜蔬菜、豆制品）和水果，以利于营养平衡。

中晚餐绝不能以荤菜为主，必须荤素搭配，要注重主食的安排。不少家长总以为荤菜营养成分高，考前应多吃荤菜，这是片面理解。只有食物多样化，才能满足人体对各种营养素的需要。需要格外提醒的是，不少家长习惯劝孩子多吃菜，其实主食很重要，因为大脑所需的能量（葡萄糖）主要是由谷物来提供的，所以要保证每顿 100 ～ 150 g 的米或面。

适当适量的营养加餐也是可以的，上午、下午两餐之间可以吃少量的巧克力或饼干等食品。另外，若天气炎热，考生没有胃口，可以煮点绿豆粥，或多吃点清淡爽口的食物，以增进食欲，补充营养。

6.考前"进补"不可取

不少家长为了使孩子考出好成绩，往往考前给孩子突击"进补"，殊不知，这样反而会影响其正常饮食，达不到考前营养均衡的要求。

学龄儿童只要一日三餐规律饮食，是不需要也不能盲目服用保健品的，因为期望靠保健品短期见效并不现实，更何况现在保健品市场的广告宣传真实性不够，媒体关于保健品坑人的事件时有报道，所以给考生考前"进补"，搞不好会事与愿违、弄巧成拙，反而给考生带来不必要的烦恼，影响正常的考试。

但如果考生一直在服用某种保健品，那么考试期间也不必刻意停止；如果一直没有吃过保健品或临时更换保健品品牌，将有可能造成不必要的麻烦。有的家长给考生吃多种保健品，这种盲目、不科学的做法是很不可取的。现在市场上的多维元素片已经包含 B 族维生素、多种脂溶性维生素和矿物质，用于预防因维生素和矿物质缺乏而出现的症状，但也要注意服用的适应证和服用禁忌、服用注意事项等，不是谁都可服用，更不是吃得越多越好。

有的家长曾提出能否给考生吃甲鱼以及多长时间吃一次的问题，在此进行说明。甲鱼中的胶原蛋白其实很容易引起消化不良，也不利于其他食物的吸收，而单吃一种食物不利于营养均衡，所以完全没有必要定期吃甲鱼。同样的道理，考前大鱼大肉这种营养不均衡的饮食无法满足人体对各种营养素的需要，太油腻的食物还可能造成考生食欲下降，对考试不利。

至于少数家长给考生采取静脉补充氨基酸、葡萄糖的极端做法，就更不应该提倡，否则引起输液反应时就后悔莫及了。

7.零食指南

近年来，我国儿童青少年的膳食营养状况有了较大改善，但也存在零食消费过多、缺乏科学指导等问题。调查资料显示，我国 2 岁及以上人群零食消费率从 20 世纪 90 年代的 11.2% 上升至近期的 56.7%，零食提供能量占每日总能量的 10% 左右。儿童青少年正处于生长发育的关键时期，也是养成良好饮食习惯的重要阶段，过多或不合理的零食消费行为可能增加肥胖及相关慢性病发生的风险。因此，引导儿童青少年树立正确的饮食观和健康观，减少或纠正不良的零食消费行为，将有利于儿童青少年从小建立平衡膳食、合理营养的理念，形成良好的饮食习惯，从而促进健康成长并终身受益。

2018 年 5 月 19 日，由中国疾病预防控制中心营养与健康所、中国营养学会共同编制的《中国儿童青少年零食消费指南（2018）》在北京发布。该指南是在《中国儿童青少年零食消费指南（2008）》的基础上，针对我国儿童青少年近年来零食消费的最新特点，经过大量调研、广泛征求意见、专家深入研讨，并参考国际上的最新研究进展编制而成。该指南与《中国居民膳食指南（2016）》的核心推荐内容是一致的，指导儿童青少年在不影响正餐的前提下合理选择、适时适量地消费零食，是对倡导平衡膳食模式的有力推动。新版零食指南内容丰富、操作性强，将更有针对性地为儿童青少年提供零食指导，促进进一步科普化。该指南的发布也将进一步推动我国营养型产业的发展。

该指南根据年龄段分为三册，分别适用于 2 ～ 5 岁学龄前儿童、6 ～ 12 岁学龄儿童及 13 ～ 17 岁青少年。

2 ～ 5 岁学龄前期是儿童生长发育的关键阶段，《中国居民膳食指南（2016）》推荐这一阶段每天安排三次正餐和两次加餐，保证学龄前儿童获得全面的营养保障。如果需要添加零食，应与加餐相结合，数量不能过多，以不影响正餐为宜，并且要选择健康零食。因此，针对 2 ～ 5 岁学龄前儿童的核心推荐如下：

（1）吃好正餐，适量加餐，少量零食。

（2）零食优选水果、奶类和坚果。

（3）少吃高盐、高糖、高脂肪零食。

（4）不喝或少喝含糖饮料。

（5）零食应新鲜、多样、易消化、营养卫生。

（6）安静进食零食，谨防呛堵。

（7）保持口腔清洁，睡前不吃零食。

6 ～ 12 岁学龄儿童饮食模式逐渐从学龄前期的三顿正餐、两次加餐向相对固定的一日三餐过渡，正餐食物摄入量有所增加，但由于饮食间隔时间较长，容易产生饥饿感，且由于学龄前饮食习惯的延续，容易产生零食消费需求。因此，针对6～12岁学龄儿童的核心推荐如下：

（1）正餐为主，早餐合理，零食少量。

（2）课间适量加餐，优选水果、奶类和坚果。

（3）少吃高盐、高糖、高脂肪零食。

（4）不喝或少喝含糖饮料，不喝含酒精、咖啡因类饮料。

（5）零食新鲜、营养卫生。

（6）保持口腔清洁，睡前不吃零食。

13～17岁青少年正经历着生长发育的第二个高峰期——青春期发育阶段。这一时期的青少年对能量和营养素的需要量大，对食物选择的自主性和独立性更强，容易产生冲动性食物消费，甚至对某些零食产生依赖。因此，针对13～17岁青少年的核心推荐如下：

（1）吃好三餐，避免零食替代。

（2）学习营养知识，合理选择零食，优选水果、奶类和坚果。

（3）少吃高盐、高糖、高脂肪及烟熏油炸零食。

（4）不喝或少喝含糖饮料，不饮酒。

（5）零食新鲜、营养卫生。

（6）保持口腔清洁，睡前不吃零食。

8.科学开展身体活动教学

学龄儿童正处在身体的快速生长发育阶段，学校应根据其生理特点科学安排身体活动教学，这对促进生长发育、提高学习效率、增进身心健康等具有重要意义。

（1）根据运动系统的特点。

①要注意培养正确的身体姿势。体育锻炼时，应避免大幅度跳跃与着地动作过猛，避免进行单一肢体长时间、负荷较大或左右腿负荷不均的动作；在做一些静止性动作时要注意变化体位及着力点，防止造成脊柱侧弯、骨盆和肢体畸形；要慎用负重练习，因为过重负荷可能会使骨化过早完成，影响身高的增长。

②可充分发展其柔韧性，但也要重视维护关节的牢固性，以防关节损伤。

③在生长加速期，多采用伸展练习发展力量。要有计划地发展小肌群的力量和伸肌力量，促进肌肉平衡发育。应避免进行运动量过大、强度过高的专项体育锻炼，而以身体的全面发展为目标。

（2）根据循环和呼吸系统的特点。

①活动应以短时间速度性练习为主，不宜采用过多的耐力性、力量性及静力性练习。课程的密度应小一些，中间休息的次数可多些。

②为发展心肺功能，十二三岁后力量及耐力性练习的比例可稍增加。十五六岁后，可参加较剧烈的体力活动，或适当进行长距离项目训练，超长距离项目训练则建议在 20 岁后进行。

③在练习中必须注意动作与呼吸的正确配合，屈体动作应呼气，挺身动作应吸气，避免做过多的屏气动作，并需注意呼吸道卫生。

④要注意区别对待。对于心脏发育较差的儿童少年，一定要循序渐进，运动的强度和运动量都要严格控制；对于出现青春期高血压的学生，如经常参加运动，且运动后又无不适反应者，可照常参加，但运动量不可过大，不宜做举重等憋气力量练习，需定期检查，加强医务监督。

（3）根据物质和能量代谢的特点。

①做到平衡膳食，增进营养，关注铁、钙等矿物质的摄取。

②应逐渐安排一些耐力练习，以提高体内糖原的贮备量，增强心脏功能，增加最大吸氧量。要注意练习的时间和距离应比成人短。

（4）根据神经系统的特点。

①体育活动项目要安排得生动、有趣，提高孩子的参与兴趣，避免单调枯燥、没有活力的活动。

②不宜进行过分细腻、难度较大的活动，应多安排以游戏和模仿性质为主的、人人都会做、人人能参与的各种基础技能的活动，在进行耐力练习时，应考虑经常变换肌肉的活动方式。

③教学中既要注意采用直观形象的做法，又要考虑具有启发意义的、能培养和激发孩子思维能力的影响因素。

④考虑到青春期神经系统的特点，教学中应区别对待女生动作不协调的问题。

9.《中国儿童青少年身体活动指南》重点解读

（1）背景情况。由国家儿童医学中心、上海交通大学医学院附属上海儿童医学中心牵头，联合上海体育学院、复旦大学附属儿科医院临床指南制作与评价中心合作制作完成的《中国儿童青少年身体活动指南》（以下简称《指南》）于 2018 年 1 月 30 日在上海发布，填补了国内该领域的空白。《指南》是在充分参考国际上 28 个指南推荐意见的基础上，首次提出 6 ～ 17 岁儿童青少年每天身体活动的推荐量。

《指南》的主要目标人群为健康的 6 ～ 17 岁儿童青少年。应用领域为儿童青少年及家长应用于生活实践；中小学体育教师、儿科医生等儿童青少年工作相关专业人员工作中使用借鉴；卫生、教育、体育等行政管理部门制定相关政策时参考。

不少家长都存在"学业功课与身体锻炼难两全"的认知误区。专家调查发现，运动有益儿童青少年的心理健康、认知发展和学业成绩提高。提醒学生和家长，牺牲身体活动时间去争取多 1 个小时的作业时间，不仅牺牲了孩子的身心健康，还不能对其学习成绩起到促进作用，希望由此提升社会各界对儿童青少年身体活动的关注。

2014 年上海针对 17 000 多名小学生开展的调查显示，中高强度身体活动时间与儿童心理健康有独立正向相关关系。与每天参加 1 ～ 2 h 中高强度身体活动的学生相比，活动时间低于 1 h 的学生心理问题发生率为前者的 1.37 倍。综合国际 26 项研究数据分析显示，增加课内外身体活动可提高学生的学习成绩，尤其是数学和阅读的技能。

2016 年，上海体院受教育部委托进行"全国中小学生体育健身效果调研"，对全国 32 个省区市的近 10 万名中小学学生的调查结果显示，学生中高强度运动时间和屏幕暴露时间不容乐观。在一年半时间里，专家组在多地召开现场调研会，针对来自学生、家长、老师、医生等各个方面对儿童青少年身体活动最关注的主要问题，结合现有国际指南进行文献梳理，最终由来自北京大学、首都体育学院、首都儿科研究所、中华预防医学会儿童保健分会等全国专家进行系统审稿，形成了这部目前国内最为科学权威的《指南》。

（2）什么是身体活动。身体活动是指任何骨骼肌收缩引起的高于基础代谢水平能量消耗的机体活动。身体活动包括职业工作、家务、休闲活动、体育运动和以健身和健康为目的身体锻炼。体育运动与身体锻炼是具体的身体活动类型，是为了改善或维持体适能、运动技能或健康而进行的有规律、有计划、有组织的身体活动。身体活动按强度可分为低强度、中等强度和高强度，不同强度身体活动表现如表 15 所示；按类型可分为有氧运动、无氧运动和抗阻训练。

表 15　不同身体活动强度的表现

身体活动强度	低	中　等	高
呼吸	频率稍增加	比平时急促	比平时明显急促、深度大幅增加
心率	稍加快	较快	大幅增加
感觉	轻松	仍可轻松说话	停止运动，调整呼吸后可说话
出汗	无	微出汗	出汗
MET*	1.5～2.9	3.0～5.9	≥6.0

＊：MET 为身体活动强度代谢当量的基本测量单位。

非专业人群可通过主观感觉来把握运动强度，如表 16 所示。

表 16　主观运动强度等级量表对应运动强度和最大心率百分比

等　级	主观运动感觉	运动强度分类	最大心率百分比
6	安静、不费力	静息	
7	极其轻松	非常低	＜50
8			
9	很轻松		
10	轻松	低强度	～63
11			
12	有点吃力	中等强度	～76
13			
14	吃力	高强度	～93
15			
16			

等　级	主观运动感觉	运动强度分类	最大心率百分比
17	非常吃力	超高强度	≥ 94
18			
19	极其吃力		
20	精疲力竭	最高强度	100

儿童青少年日常生活中的运动代谢量如表 17 所示。

表 17　常见的儿童青少年不同身体活动与相应的代谢当量

身体活动内容	MET
坐姿时安静地玩游戏、看电视、做作业	1.1 ～ 1.8
站立时身体活动	1.6 ～ 2.0
提轻物体	2.0 ～ 3.0
家务活动	1.9 ～ 4.2
全身活动的视频游戏	1.8 ～ 4.8
步行（0.8 ～ 6.4 km/h）	2.5 ～ 5.3
柔软体操、体操	2.8 ～ 6.7
跳舞、爬楼梯	3.0 ～ 5.5
自行车、滑板车	3.6 ～ 7.8
体育运动（乒乓球、足球、篮球等）	3.4 ～ 8.9
游戏（跳绳、攀爬、捉人游戏等）	4.9 ～ 8.6
跑步（4.8 ～ 12.9 km/h）	4.7 ～ 11.6

身体活动不等同于运动，而是更广义的概念。研究表明，身体活动可促进儿童青少年身体健康，包括改善身体成分，提高心肺耐力，促进心血管健康和

代谢健康，改善骨骼、肌肉和关节的健康。身体活动有益于心理健康，有助于认知发展和学业成绩的提高，尤其是数学和阅读的技能，并可提高社交技能。生活中一些适宜的运动项目如表 18 所示。

表 18　生活中一些合适的运动项目

有氧运动	步行、慢跑、滑冰、骑自行车、游泳、跳健身舞、做韵律操等
无氧运动	短跑、投掷、跳高、跳远、拔河等
抗阻训练	引体向上、哑铃操、深蹲、俯卧撑、仰卧起坐等

（3）每天应进行多少身体活动和屏幕时间限制的最低要求。儿童青少年每日至少累计达到 1 h 的中高强度身体活动，包括每周至少 3 d 的高强度身体活动和增强肌肉力量、骨骼健康的抗阻活动，更多的身体活动会带来更大的健康收益；每日屏幕时间限制在 2 h 内，鼓励儿童青少年更多动起来；具体最低推荐量如表 19 所示。

表 19　儿童青少年身体活动和限制久坐行为最低推荐量

强　度		频率和时间
身体活动	中高强度身体活动（大多数为有氧身体活动）	每天≥ 1 h
	包括高强度身体活动和增强肌肉力量、骨健康的抗阻活动	每周≥ 3 d
久坐行为		屏幕时间＜ 2 h，减少因课业任务持续久坐行为，课间休息应进行适当身体活动

（4）什么是久坐行为。久坐行为是指清醒状态下坐姿、斜靠或卧姿时任何能量消耗≤ 1.5 MET（MET 为身体活动强度代谢当量的基本测量单位，1 MET 为安静坐位休息时的能量消耗率，约定值为每千克体重每分钟消耗 3.5 mL 氧气）的行为。常见的久坐行为包括在坐姿、斜靠或卧姿时的"屏幕时间"活动（如看电视，使用计算机、平板电脑、手机等），阅读、画画、做功课时的坐

姿，学校里的坐姿，乘坐交通工具时的坐姿，等等。

久坐行为的危害：久坐行为（现有研究大多以"屏幕时间"为主）与儿童青少年较差的体适能、肥胖以及心血管代谢疾病相关，还与较差的社会适应性、较低的自尊、反社会行为、较差的学业成绩有关。

久坐行为与身体活动不足的区别：久坐行为与身体活动不足是不同的概念。身体活动不足是指身体活动没有达到《指南》的推荐量，即每日中高强度的身体活动没有达到 1 h。久坐行为对健康的危害是独立于身体活动的，也就是说，即使达到了每天推荐的 1 h 的中高强度身体活动量，如果每天仍有较长时间的久坐行为，依然会对健康产生不利影响。减少持续久坐行为，特别建议在保证每天 1 h 中高强度运动时间以外，儿童青少年每日屏幕时间应限制在 2 h 内，并减少持续久坐行为，在课间休息或久坐时每小时起来进行至少几分钟的活动。

（5）身体活动与伤害关系。研究表明，虽然身体活动时可能会发生伤害，但身体活动水平较低也是肌肉骨骼损伤和突发性不良心脏事件的重要危险因素。

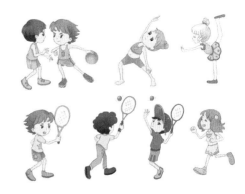

较少进行身体活动的儿童更容易受伤，应鼓励儿童每天进行身体活动。适当的热身运动和防护措施可以预防或降低伤害的发生风险。对于长期缺乏身体活动的儿童青少年，建议采取渐进式方法，逐步增加身体活动量，即从较小活动量和较低的运动强度开始，然后逐渐增加持续时间、频率和强度，最终达到推荐水平。

（6）空气不好时能运动吗？不同气候环境条件下如何指导儿童开展身体活动？当空气质量指数类别为优和 / 或良时，推荐儿童进行户外身体活动；当空气质量指数类别为轻度和 / 或中度污染时，建议儿童减少户外身体活动；当空气质量指数类别为重度和 / 或严重污染时，建议儿童避免户外身体活动；具体情况如表 20 所示。

表20 空气质量指数及建议采取的措施

空气质量指数	空气质量指数类别	健康效应	建议采取措施
0～50	优	空气质量令人满意，基本无空气污染	推荐进行户外身体活动
51～100	良	空气质量可接受，但某些污染物可能对极少数异常敏感儿童健康有较弱影响	
101～150	轻度污染	儿童出现刺激症状，呼吸道症状轻度加剧	减少户外身体活动
151～200	中度污染	儿童症状加剧，对心脏及呼吸系统可能产生影响	
201～300	重度污染	儿童普遍出现呼吸系统症状，心血管疾病或呼吸系统疾病儿童症状显著加剧	避免户外身体活动
＞300	严重污染	儿童出现明显强烈的呼吸道症状，心血管疾病或呼吸系统疾病儿童死亡风险增加	

（7）哮喘儿童身体活动建议。身体活动是哮喘管理控制的非药物治疗策略之一。

在医生指导下，使用药物控制好哮喘症状的前提下，哮喘儿童应定期进行身体活动，以获得全面的健康益处。

三、老年人膳食指南

【引言简介】

老年人和高龄老人分别指 65 岁和 80 岁以上的成年人（以下统称"老年人"）。本指南是在一般人群指南基础上对老年人膳食指导的补充说明和指导。

随着年龄增加，与青年和中年时期相比，老年人器官组织和生理功能可出现不同程度的衰退情况，如咀嚼功能和消化吸收能力下降；心脑功能衰退；视觉、听觉、嗅觉、味觉等感官反应变得迟钝甚至消失；肌肉逐渐开始萎缩，骨骼肌量也随之减少；人体生物酶活性和激素水平异常；等等。种种变化会明显影响老年人日常的食物摄取、消化和吸收的能力，使老年人出现营养不良、贫血、骨质疏松、体重异常和肌肉衰减等问题，也极大地增加了老年人发生慢性非传染性疾病的风险。膳食营养是保证老年人健康的基石，与老年人生活质量、家庭、社会经济、医疗负担都有密切关系，对实现成功老龄化、促进社会稳定、和谐发展也有重要影响。

老年人除了身体功能出现不同程度的衰退情况，大多数营养需求仍与成年人相似。因此，一般人群膳食指南的内容也适于老年人，只是根据老年人的生理特点，对老年人膳食提出针对性的补充指导是很有必要的，这可以帮助老年人更好地适应身体功能的变化情况，积极做到合理膳食、均衡营养、主动运动，维持健康体重，切实减少和延缓营养缺乏和慢性非传染性疾病的发生和发展，延长健康生命时间，有效提高健康生活质量，促进我国实现成功老龄化。

当老年人出现非自愿的体重下降或进食量明显减少情况时，就应主动进行体检和营养咨询。老年人应积极主动参与家庭和社会活动，主动与家人或朋友一起进餐或活动，积极享受生活。全社会都应该创造适合老年人生活的环境。

妇幼老年人健康饮食

【关键推荐】

（1）少量多餐细软，预防营养缺乏。
（2）主动足量饮水，积极户外活动。
（3）延缓肌肉衰减，维持适宜体重。
（4）摄入充足食物，鼓励陪伴进餐。

【重点解读】

1.保证充足的食物摄入

老年人膳食应坚持食物多样化，保证食物摄入量充足。每天应至少摄入 12 种及以上的食物。因人制宜地采用多种方法增加老年人食欲和进食量，保证吃好三餐。

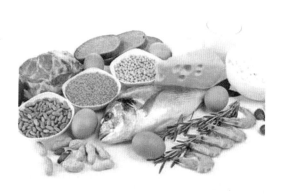

早餐宜有 1～2 种及以上主食、1 个鸡蛋、1 杯奶，另有蔬菜或水果。中餐和晚餐宜有 2 种以上主食、1～2 个荤菜、1～2 种蔬菜、1 份豆制品。饭菜应做到色香味美、温度适宜，有利于老年人增进食欲、增加食量。

对于高龄老年人、身体虚弱以及体重出现明显下降的老年人，在正餐摄入量可能减少的情况下，应特别注意增加餐次，经常变换主副食花样，千方百计地保证有充足的食物摄入。这时的进餐次数可采用三餐两点制或三餐三点制。每次正餐占全天总能量的 20%～25%，每次加餐的能量占 5%～10%。用餐时间应相对固定。睡前 1 h 内不建议用餐喝水，以免影响睡眠。对于一些食量小的老年人，应注意在餐前和餐时少喝汤水，少吃汤泡饭。

2.如何制作细软食物

不少老年人牙齿缺损，消化液分泌和胃肠蠕动减弱，容易出现食欲下降和早饱现象，影响食物摄入量，造成营养缺乏。因此，老年人膳食更应注意合理设计、精准营养，食物制作要求细软，便于吞咽，有利于消化吸收。

制作细软食物可采用下列方法，并可在实践中不断总结，借助食物加工器具，摸索制作更适合老年人食用的细软食物。

（1）将食物切小切碎或延长烹调时间。

（2）肉类食物可切成肉丝或肉片后烹饪，也可切成肉糜做肉丸食用；鱼虾类可做鱼片、鱼丸、鱼羹、虾仁等。

（3）坚果、杂粮等坚硬食物碾碎成粉末或细小颗粒食用，如芝麻粉、核桃粉等。

（4）质地较硬的水果或蔬菜可粉碎榨汁食用。

（5）多采用炖、煮、蒸、烩、焖、烧等烹调方法，少煎炸和熏烤等。

对于高龄和咀嚼能力严重下降的老年人，饭菜更应煮软烧烂，如软饭、稠粥、细软的面食等；对于有吞咽障碍的老年人，可选择软食、半流质或糊状食物，液体食物应增稠。烹调制作方法和要求如表21所示。

表21　细软食物的制作方法

膳食分类	适合人群	食物性状	适宜食物	不宜食物
软食	轻度咀嚼障碍的病人	食物细软、不散、不黏；食物颗粒≤1.5 cm×1.5 cm；容易咀嚼，或用牙龈咀嚼	蒸煮软烂的米面食物及制品；易煮软的叶菜、芋类、茄果类食物；质地松软的新鲜水果；去刺和骨的鱼虾畜禽肉类；碎软的坚果；豆类及制品；各类乳制品	煎、炸、烤的食物；坚硬、圆形及黏性大，易引起吞咽窒息危险的食物；富含粗纤维的蔬菜；带骨带刺的动物性食物；未经碎软的豆类和坚果
半流质	中度咀嚼障碍的病人或轻度吞咽困难的老人	食物湿润有形状，即使没有牙齿也可用舌头压碎，且容易形成食团，在咽部不会分散开，容易吞咽	蒸煮烤松软的半固体米面食品及制品；易煮软的叶菜、薯芋类、茄果类食物；柔软切碎、食物颗粒≤0.6 cm×0.6 cm的水果；去刺去骨切碎鱼虾肉蛋类；各类乳制品	同软食

续表

膳食分类	适合人群	食物性状	适宜食物	不宜食物
糊状饮食	明显吞咽障碍的老人	食物粉碎成泥状，无须咀嚼，易吞咽；通过咽和食管时易变形且很少在口腔内残留	各类食物蒸煮后，经机械粉碎加工成泥状；质地细腻均匀，稠度适中；不易松散，不分层、不沾牙，能在勺子上保持形状	有颗粒的米面食物和制品；未经粉碎鱼虾肉蛋类、蔬菜、水果、豆类及制品；含有果粒的酸奶

3.细嚼慢咽好处多

为预防呛咳和误吸，老年人吃饭时要细嚼慢咽，这有很多好处：

通过牙齿细嚼，可以将食物嚼细磨碎，增大食物与唾液充分接触的面积，促进食物更好消化，减轻胃肠负担，有利于营养物质的吸收。

充分细嚼可以促进唾液分泌，充分发挥唾液内溶菌酶的杀菌作用。

可防止因咀嚼吞咽过快，使食物误入气管造成呛咳，避免引发吸入性肺炎甚至窒息情况。

老年人味觉敏感性显著下降，细嚼慢咽有助于发挥老年人味觉器官功能作用，提高味觉感受，更好地品味食品，增进食欲，增加食物摄入量。

细嚼慢咽还可以使咀嚼肌得到更多锻炼，有助于刺激胃肠道消化液的分泌。

4.保证获得足够的优质蛋白质

由于老年人的蛋白质分解代谢增强，对蛋白质的利用能力降低，为补偿功能消耗，必须保证老年人获得足够的优质蛋白质。鱼、蛋、畜禽瘦肉等动物性食物和奶类、大豆等都富含消化吸收率高的优质蛋白质及矿物质，因而是老年人营养的重要部分。

（1）吃足量的肉。鱼、虾、畜禽肉和蛋类等动物性食物都含有消化吸收率高的优质蛋白、脂溶性维生素、B族维生素以及多种微量营养素，对维持老年人肌肉合成、健康骨骼和增强抗衰老、抗疾病与免疫功能十分重要。

（2）天天喝奶。奶类富含钙，是优质蛋白质和B族维生素的良好来源。研究表明，牛奶中的乳清蛋白对促进肌肉合成、预防肌肉衰减很有益处。同时，牛奶中钙的吸收利用率很高。建议老年人多喝低脂奶及其制品，保证每天能摄入300 g鲜牛奶或相当量的奶制品。乳糖不耐受的老年人可以考虑饮用低乳糖奶或食用酸奶。

（3）每天吃大豆及豆制品。老年人每天应该进食一次大豆及豆制品，增加蛋白质摄入量。

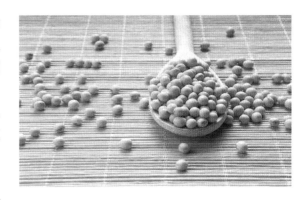

5. 合理使用营养强化食品

由于生理功能减退以及食物摄入不足等原因，老年人更易出现矿物质和某些维生素的缺乏，如钙、维生素D、维生素A缺乏以及发生贫血、体重过低等问题，所以日常生活中应针对性地安排膳食，合理地食用营养食品或营养素补充剂（以下简称"营养强化食品"），弥补膳食营养素摄入的不足，做到精准管理健康。

营养强化食品包括单一或多种维生素和矿物质，应根据自己的身体状况需要和日常膳食状况，在医师或营养师指导下，选择适合自己的品种。购买营养强化食品时应读懂标签，准确选购。

需要强调的是，食用营养强化食品是在老年人膳食营养素明显摄入不足，并出现相关营养素缺乏症状情况时的无奈选择。因为任何天然食物都含有多种营养素，而这是营养强化食品所不具备的。比如，动物性食物和黄绿色蔬菜与水果富含维生素A，奶制品和豆类、坚果类及小鱼小虾富含钙，维生素D主要存在于海鱼、动物肝脏、蛋黄及鱼肝油制剂中，而成年人只要经常接触阳光，一般不会发生维生素D缺乏病。

另外，要高度警惕社会不法分子以老年人为对象，采取集体洗脑的方式或以小礼品为诱饵，推销五花八门的所谓保健品，声称养生保健、包治百病，蒙骗坑害老年人。

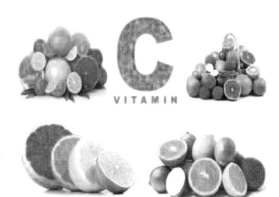

6. 重视预防老年人贫血

说到贫血，人们往往联想到儿童和妇女，而实际上，老年人贫血也比较常见。因此，应该积极采取措施预防老年人贫血：

（1）帮助老年人积极进食。增加主食和各种副食品的摄入，保证能量、蛋白质、铁、维生素 B_{12}、叶酸和维生素 C 的供给，提供人体造血的必需原料。

（2）合理调整膳食结构。动物肝脏、血、畜禽肉、鱼类等动物性食品是铁的良好来源，吸收利用率高，并富含维生素 B_{12}，而老年人常因动物性食物摄入量减少，特别是不少老年女性信奉吃素，从而导致铁和维生素 B_{12} 摄入不足。因此，老年人应注意适量增加畜禽瘦肉、鱼、动物的肝脏、血等的摄入。另外，水果和绿叶蔬菜可提供维生素 C 和叶酸，可促进铁的吸收和红细胞合成，老年人也应该增加这些植物性食物的摄入。

（3）浓茶、咖啡会干扰食物中铁的吸收。因此，在饭前、饭后 1 h 内不宜饮用。

铁摄入不足是造成贫血的一个重要原因。增加铁摄入是预防缺铁性贫血的关键措施。在膳食铁摄入不足时，可在医师或营养师指导下，选用铁营养强化食品，并适当补充维生素 C 和 B 族维生素，促进铁的吸收利用。同时，一些感染性疾病和肿瘤也可导致老年人贫血，应在积极治疗原发病的同时，进行合适的营养支撑，切实降低贫血的危害。

7.注重摄入高钙食物，预防骨质疏松

钙摄入不足与骨质疏松的发生和发展有着密切的关系。调查表明，我国老年人膳食钙的摄入量不到推荐量的一半。因此，应特别注重老年人在日常膳食中摄入含钙高的食物。

奶类不但钙含量高，而且钙与磷比例比较合适，还含有维生素 D、乳糖、氨基酸等促进钙吸收的因子，吸收利用率高，因而是膳食优质钙的主要来源。豆制品（豆腐、豆腐干等）、海产类（海带、虾、贝类）、高钙低草酸蔬菜（芹菜、油菜、紫皮洋葱、苜蓿等）、黑木耳、芝麻等也是天然含钙高的食物。

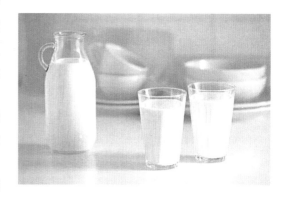

日常膳食必须确保老年人每天能摄入 300 g 鲜牛奶或相当量的奶制品，可采用多种组合方式，如每天喝鲜牛奶 150 ～ 200 g 和酸

奶 150 g，或者全脂牛奶粉 25 ~ 30 g 和酸奶 150 g，也可以鲜牛奶 150 ~ 200 g 和奶酪 20 ~ 30 g。

需要强调的是，预防骨质疏松要从青少年做起。在青少年时期就要注意摄入足量的奶类来源的钙，在骨骼成熟之前尽可能提高骨密度峰值，为远期预防因年龄的增长而导致的骨量下降和骨质疏松打下基础。

8. 户外活动安全第一

户外活动能够更好地接受紫外线照射，有利于体内维生素 D 合成，延缓骨质疏松和肌肉衰减的发展。老年人的运动量应根据自己的体能和健康状况随时调整，量力而行，循序渐进。在活动时，应当注意以下几个问题：

（1）安全第一。老年人存在自身体力和协调功能下降的生理变化，应避免参与剧烈和危险的项目，防止运动疲劳和运动损伤，尤其要注意关节损伤。对于体重较大的老年人和关节不好的老年人，应避免爬山、登楼梯、骑自行车、爬坡等。

（2）多种运动。选择多种运动项目，尤其是能够活动全身的项目，使全身各关节、肌肉群和多个部位得到锻炼。适宜老年人的运动包括步行、快步走、太极拳、门球、瑜伽等耐力性活动和抗阻运动（举哑铃、拉弹力带等）。

（3）舒缓自然。运动前或运动后要做好准备或舒缓运动，顺应自己的身体状况，动作应简单、缓慢，不宜做负重憋气、用力过猛、旋转晃动等剧烈运动。

（4）适度运动。要根据自身状况选择适当的运动时间，掌握运动频率和运动强度。一般认为，户外锻炼以每天 1 ~ 2 次、每次 1 h 左右、以感觉到呼吸速度和心跳明显加快并有轻微出汗为宜，或每天至少快步 6 000 步。注意每次运动要量力而行，强度不要过大，运动持续时间不要过长，可以分多次运动，每次运动持续时间 10 min 以上。

（5）防止跌倒。老年人无论开展哪项活动，都要特别注意防止跌倒，跌倒很容易引起身体的严重损伤，如骨折、脑出血等。除了注意灯光、台阶等外在环境因素，老人肌肉弱化、感觉神经元的退化、平衡能力差、视力障碍、认知能力下降等也是容易发生跌倒的原因，所以老年人的活动场所应选择平整的场地，穿合适的鞋袜，开展适合自己的活动方式，并进行有针对性的身体锻炼，如动态及静态的平衡练习、核心力量练习、下肢力量练习、柔韧性练习、协调练习等。太极拳活动被证明是一种适合老年人开展的有效的、显著降低跌倒风险的运动。

9.延缓老年人肌肉衰减的重要方法

骨骼肌是身体的重要组成部分，老年人不可避免地面临肌肉萎缩的问题。延缓肌肉衰减（肌肉衰减常用检查方法：骨骼肌量的检测、骨骼肌力量测量、骨骼肌功能检测）对维持老年人活动能力和健康状况极为重要。延缓肌肉衰减的有效方法是吃动结合，保持健康体重，一方面要有效增加摄入富含优质蛋白质的瘦肉、海鱼、豆类等食物，另一方面要坚持进行有氧运动和增加抗阻运动，延缓骨骼肌量减少、肌肉力量和（或）肌肉功能减退情况的发生。具体要做到以下几个方面。

（1）日常膳食要注意常吃富含优质蛋白质的动物性食物，尤其是红肉、奶类及大豆制品。

（2）膳食中要多安排富含 ω-3 多不饱和脂肪酸的海产品，如海鱼和海藻等。

（3）必须增加户外活动时间，多晒太阳，并适当增加摄入维生素 D 含量较高的食物，如动物肝脏、蛋黄等。

（4）根据老年人的身体情况，还可以开展拉弹力绳、举沙袋等抗阻运动的锻炼，每次 20～30 min，每周≥3 次。此外，亦可增加日常身体活动量，减少静坐或卧床。活动时应注意量力而行，动作舒缓，避免碰伤、跌倒等事件发生。

10.老年人如何保持健康体重

体质指数（BMI）是衡量体重是否健康的指标，其计算方法是用体重（千克）除以身高（米）的平方，如你身高 1.65 m，体重 65 kg，则 BMI 为 65÷（1.65×1.65）=23.9 kg/m²。健康成年人的 BMI 应为 18.5～23.9 kg/m²，BMI ＜ 18.5 kg/m² 是营养不良（体重过低）的判别标准，24.0 kg/m² ≤ BMI ＜ 28.0 kg/m² 为超重，BMI ≥ 28.0 kg/m² 为肥胖。但随着年龄增加，老年人骨质疏松发生率增加，脊柱弯曲变形，故而身高会较年轻时缩短，而体内脂肪组织增加又使 BMI 相应性升高。国外研究资料表明，BMI 低的老年人死亡率和营养不良风险增加，生活质量下降。因此，65 岁以上老年人对体重的要求应给予个体化评价和指导。

研究表明，老年人体重过低会增加营养不良和死亡率风险：a.免疫力降低，增加疾病的易感性；b.骨折率上升；c.某些应激状态的耐受力低下；d.经不起疾病消耗；e.损伤和外伤愈合缓慢；f.对寒冷的抵抗力降低；等等。因此，"千金难买老来瘦"的传统观点必须纠正，原则上建议老年人BMI最好不低于20.0 kg/m²，最高不超过26.9 kg/m²。另外，尚需结合体脂和本人健康情况来综合判断，无论如何，体重过低或过高都对老年人的健康不利。这里鼓励通过营养师的个性化营养状况评价和指导来判断体重过低还是过高并制定营养干预措施。

老年人应时常监测体重变化，使体重保持在一个适宜的稳定水平。如果没有主动采取减重措施，与自身一段时间内的正常体重相比，体重在30 d内降低5%以上，或6个月内降低10%以上，则应该引起高度注意，应到医院进行必要的检查。

一些高龄老人由于牙齿的原因影响摄食和消化吸收问题，容易出现体重降低和消瘦的情况，可在积极治疗相关疾病的同时，试用以下方法来增加体重：

（1）除一日三餐外，可适当增加2～3次间餐（或零食）来增加食物摄入。

（2）零食可选择能量和优质蛋白质较高并且喜欢吃的食物，如蛋糕、奶酪、酸奶、碎软的坚果等。

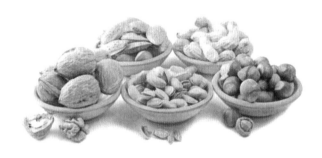

（3）适量参加运动，促进食物的消化吸收。

（4）加强社会交往，调节心情，增进食欲。

（5）保证充足的睡眠。

多数老年人会随着年龄增长而体重增加，针对这些情况，必须合理安排好饮食和活动，保持适宜体重。体重过高，增加患冠心病、糖尿病、高血压病等疾病的风险。而体重明显过高的老年人更应注意适当增加身体活动量和适当控制能量摄入，逐渐使体重回归到适宜范围内，切忌在短时间内体重出现大幅度变化。

11.日常要主动足量饮水

老年人的身体对缺水的耐受性下降。饮水不足可对老年人的健康造成明显影响。因此，老年人日常主动足量饮水很重要，不能等口渴了才喝水。正确的饮水方法是主动、少量、多次饮水，每次 50 ～ 100 mL，清晨一杯温开水，睡前 1 ～ 2 h 一杯水，晚上夜尿和午睡醒来时也可喝点水，养成主动、定时的饮水习惯。老年人每天的饮水量应不低于 1 200 mL，以 1 500 ～ 1 700 mL 为宜。饮水首选温热的白开水，根据个人喜好，也可选择饮用淡茶水。

12.要重视老年人的便秘问题

便秘表现为排便次数减少、粪便干硬和（或）排便困难。排便次数减少指每周排便＜ 3 次。排便困难包括排便费力、排出困难、排便不尽感、排便费时和需手法辅助排便。慢性便秘则是指便秘的病程至少为 6 个月。

老年人发生便秘的原因是多方面的，只有找准原因，对症施治，才能收到好的效果。

（1）与年龄有关。老年人便秘的发生率较青壮年明显增高。这主要是因为随着年龄增加，老年人的食量和体力活动明显减少，胃肠道分泌消化液减少，肠管的张力和蠕动减弱，胃结肠反射迟钝，直肠敏感性下降，使食物在肠内停留过久，水分过度吸收而引起的。高龄老人还会因老年性痴呆或精神抑郁症而失去排便反射，引起便秘。

（2）不良生活习惯。a.饮食因素。老年人牙齿脱落，喜吃低渣精细的食物，而有的老人饮食更简单，食物缺粗纤维，使粪便体积缩小，黏滞度增加，在肠内运动减慢，水分过度吸收，从而导致便秘。此外，由于进食少，食物含热量低，胃肠通过时间长，亦可引起便秘。b.排便习惯。有些老年人没有养成定时排便的习惯，常常忽视正常的便意，致使排便反射受到抑制而引起便秘。c.活动减少。老年人由于习惯久坐或因某些疾病和肥胖因素而身体活动减少，特别是因病卧床或坐轮椅的患者缺少运动性刺激，减弱了粪便的推动力，往往易患便秘。

（3）精神心理因素。患抑郁、焦虑、强迫症等心理障碍者易出现便秘。

（4）肠道病变。肠道的病变如炎症性肠病、肿瘤、疝、直肠脱垂等易导致功能性出口梗阻而引起排便障碍。

（5）全身性病变。全身性疾病如糖尿病、尿毒症、脑血管意外、帕金森病等。

老年人便秘有极大的危害性，主要表现在以下三个方面：

（1）老年便秘者排便时间较长，由蹲位站起时，易因直立性低血压导致脑供血不足而发生晕厥；过度用力排便可致原有冠心病的老年人发生心绞痛以及心肌梗死，高血压者发生脑血管意外。

（2）合并前列腺肥大者可因粪便滞留压迫而加重排尿困难和尿潴留，严重便秘还会使老年人发生各类疝的可能性增加或加重疝的病情。

（3）长期便秘的老年人可因肠腔内毒素过多吸收而发生头痛、头晕、食欲不振、失眠等，并容易发生结肠癌。

从饮食和运动方面考虑，老年人可以采取以下措施减缓便秘：

（1）食物不要过于精细，增加富含膳食纤维的食物。膳食纤维有很强的吸水及与水结合的能力，可以使肠道中粪便的体积增大，刺激胃肠蠕动，加快粪便排出，减少有害物质接触肠壁的时间，在有效防治便秘及痔疮的同时，降低直肠癌、结肠癌发病的风险。一般植物性食物中都含有一定量的膳食纤维，要多吃全谷物、蔬菜、菌藻类和水果。蔬菜如菠菜、芹菜、萝卜、黄瓜、西红柿等可以凉拌，适量食用有利于促进肠蠕动。粗粮可选择玉米、小米、黑米以及各种杂豆，而魔芋可吸水使肠内容物膨胀，有利于排便。

（2）增加饮水，养成定时饮水的良好习惯，尤其是每天清晨饮1杯温开水或蜂蜜水可刺激胃结肠反射，促进肠蠕动。需要注意的是，浓茶中含有大量鞣酸，与胃中未消化的蛋白质结合会生成不溶解的鞣酸盐，而鞣酸盐能导致便秘，因此应该饮用淡茶而不饮浓茶。

（3）多吃富含益生菌的发酵食物，如酸奶，维持健康的肠道菌群；油脂具有润肠通便的作用，可适当增加花生油、芝麻油或含油脂高的芝麻、葵花子、核桃的摄入；少食辛辣食物。

（4）建立正常的排便行为，尽可能做到定时排便。可练习每天早晨排便一次，即使没有便意，亦可稍等，以形成条件反射。大便时环境要安静，不能阅读书报或看手机，要使用坐式便器。

（5）增加运动，如散步、打太极拳、练操、跑步、腹部按摩等，避免久坐。

13.积极交往，愉悦生活

老年人应摒弃闭门不出的生活习惯，尽量多外出、多交际，多与人交流，多参与群体活动，如参加健身操或健身舞、结伴行走、搭伴旅游、对弈、与朋友聚餐等；如有条件，可参加一些社会公益活动，如科普咨询、学术讲课等。老年人应该以家为乐，适当参与食物的准备与烹饪，运用掌握的营养知识，科

妇幼老年人健康饮食

学编制食谱，选择合理的烹饪方法，烹制自己喜爱的食物，提高进食的乐趣，享受家庭的喜悦和亲情的快乐。对于孤寡、独居的老年人，当地社区和居委会要通过各种形式和多种渠道为其提供与他人交流的机会和条件，如组织到社区老年服务中心或托老所用餐，增进交流，促进食欲，摄入更多、更丰富的食物。

对于生活自理有困难的老年人，家人应多陪伴，采用辅助用餐、送餐上门等方法，保障食物摄入和良好的营养状况。

家人应对老年人更加关心照顾，陪伴交流，注意饮食和体重变化，及时发现和预防疾病的发生和发展。

温馨提示：以下归纳的几个重要问题，请老年读者牢记，并注意在生活中应用。

老年人器官和身体功能出现不同程度的衰退，如牙齿缺失、嗅觉与味觉等感官反应迟钝、咀嚼能力下降、消化液分泌和胃肠蠕动减弱，以及出现食欲下降和早饱现象等，明显影响老年人摄取、消化、吸收食物的能力，导致膳食营养风险增加。

针对老年人的生理特点，食物多样、少量多餐、食物细软、细嚼慢咽，有助于摄入充足食物和消化，预防营养缺乏和肌肉衰减。

老年人身体对缺水的耐受性下降，易造成隐性缺水，对身体健康产生明显影响。因此，老年人每天应主动、少量、多次、足量饮水，首选温热的白开水。

体重过低或过高都对老年人的健康不利，并有可能增加死亡的风险。

均衡营养、多种运动（包括规律的抗阻运动）、户外活动等吃动结合、维持适宜体重的生活方式是减缓老年肌肉衰减的主要措施，对预防老年人体能下降、防止跌倒、提高生活质量具有积极意义。

【知识链接】

1.老年人的生理特点

进入老年期，人体各器官的功能会普遍下降，机体发生退行性变化。在体征上会出现身体发胖或消瘦，头发变白和脱落，面部及手臂、手背等处出现老年斑，皮肤干燥、瘙痒、松弛和皱纹堆积，容易发生骨质疏松或骨质软化症等。在心理方面，容易感到悲观失望、郁闷和产生孤独感等。事实上，衰老是不可抗拒的，只有用积极的心态去应对，才能延缓衰老，增强生命力，永葆青春的活力。

（1）在心血管系统方面。有资料显示，从30岁开始到80岁，心率会逐渐变慢。进入老年期后，心脏输出量约减少30%，由此全身组织细胞得到的氧量也会减少。因此，老年人不宜开展大运动量或激烈的活动，以免供氧不足。如果冠状动脉供血不足，那么极有可能导致心肌缺血甚至发生心肌梗死。由于血管随着年龄的增高而弹性逐渐降低，血管壁硬化逐渐加重，所以老年人易患心血管疾病。

（2）在消化系统方面。老年人往往出现牙齿松动和脱落，从而影响咀嚼功能，使食物不易嚼烂，影响消化吸收；由于牙齿残缺，老年人喜欢吃软烂易嚼动食物。这些食物往往在过度烹调中使维生素受到破坏。老年人的胃酸分泌明显减少，影响食物的消化吸收。老年人肠蠕动变慢，大肠中的食物残渣不能及时排出，容易发生便秘甚至罹患肠癌。基于上述特点，老年人要注意饮食规律，细嚼慢咽，食物温度和硬度要合适，平时注意多饮水，多吃一些富含纤维素的蔬菜和水果，经常参加一些适合自己的身体活动。

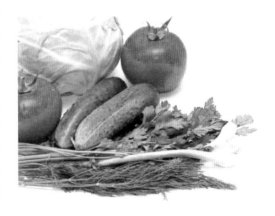

（3）在泌尿系统方面。老年人随着年龄的增加，肾脏组织细胞结构多发生变化，肾脏功能也相应减退，所以老年人要注意多饮水，并适当锻炼，促进尿液排出和体内代谢物排出。

（4）在呼吸系统方面。随着年龄增加，老年人的肺活量逐渐减少，肺脏抵抗细菌病毒和各种有害物质侵袭的能力大为减少。针对这些变化，老年人应多做些适量的深呼吸运动，有目的地锻炼呼吸力量。日常膳食中应多吃胡萝卜等富含胡萝卜素和维生素A的食物，以增强呼吸道的抵抗力，预防呼吸道疾病的发生。

（5）在皮肤方面。老年人由于皮脂腺分泌功能减弱，或由于营养消化吸收差等原因，会导致皮下组织脱水，出现皮肤干燥、松弛等，容易衰老。维生素A和B族维生素、胡萝卜素、维生素E、维生素C和硒等能提高机体抗氧化机能，有延缓衰老的作用。

总之，老年人随着年龄的增长，身体各器官的功能逐渐减退，这是不可抗拒的自然规律。但是，随着近代医学科学的发展，采用科学合理、吃动平衡的健康生活方式是完全可以延缓这一衰退过程的。

2.老年人的营养要求

根据老年人的生理特点，日常膳食应适应其生理特点，如此才有益于老年人的健康和长寿。总体来说，随着年龄的增长，老年人膳食中热能供给应逐渐减少。以男性体重为 65 kg、女性体重为 55 kg 为例，观察发现，其在 20 ～ 39 岁，能量供应每日分别需 12 556 kJ、9 209 kJ 左右；在 40 ～ 49 岁，对热能的需要在上述的基础上减少 5%；50 ～ 59 岁减少 10%；60 ～ 69 岁减少 20%；70 岁以上减少 30%。老年人总热能在 6 279 ～ 10 046 kJ 就可维持一般生理活动的需要。当然，对于个体而言，对热能的需要会有所不同。总之，对老年人饮食量应加以调整，以防止热能摄入过多。

在老年人营养中，蛋白质是非常重要的。因为老年人的蛋白质分解代谢增强，对蛋白质的利用能力降低，为了补偿功能消耗，应注意蛋白质的供给。如果食物中的蛋白质含量不足，一味强调老年人要吃素，会加速肌肉等组织的衰老退化。多数医学专家主张，老年人的蛋白质供给不应低于青壮年的供给量。老年人蛋白质供应量以每日每千克体重 1 ～ 1.5 g（占食物总热能的 10% ～ 15%）为宜。

老年人必须保证充足的维生素和矿物质（如钙、铁等）供应。在日常生活中，老年人必须限制钠盐的摄入，盐能使水分在体内储存增多，排出减少，加重心脏负担；高盐饮食还可以改变血压昼高夜低的变化规律，出现昼高夜也高的情况，增加发生心脑血管意外的危险性。因此，高血压老年患者应禁忌高盐饮食。

老年人还应多摄入富含维生素 A（源自动物肝脏、蛋黄和富含胡萝卜素的黄绿色蔬菜与水果）、维生素 C（主要有新鲜蔬菜和水果，尤其是黄绿色蔬菜和色彩鲜艳的水果）、维生素 D（膳

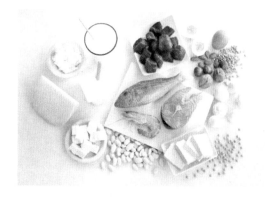

食中主要存在于海水鱼、动物肝脏、蛋黄和鱼肝油制品，经常晒太阳可获得充足有效的维生素 D_3）、维生素 E（主要有植物油、麦胚、坚果和豆类等）以及硒（主要为海产品和动物内脏）、锌（主要有贝壳类海产品与红肉及其内脏）等成分的食物，提高抗衰老、防疾病、增强免疫功能的能力。

3. 吞咽障碍

吞咽障碍指由多种原因引起的，可发生于不同部位的吞咽时咽下困难，影响摄食及营养素吸收，还可导致食物误吸入气管导致吸入性肺炎，严重者危及生命。吞咽障碍常见的表现：饮水时出现呛咳，进食时发生哽噎，吞咽时或吞咽后出现咳嗽，等等。进食后有食物黏着于咽喉内的感觉；在吞咽时有时会出现疼痛症状。进食时有口、鼻反流，进食后有呕吐。有经常且反复发生原因不明的肺炎等。

4. 老年人可适当吃些零食

说到吃零食，有人就会联想到坚果，大多数老年人因牙口不好而排斥。其实，从食物多样化角度考虑，老年人可适当吃些零食。因为食物多样化指的是不同种类的食物多样化，而不是同一个种类的不同食物，如谷薯类的各种谷物与杂豆。老年人可以适当地吃一些纯天然的、对健康有益的零食，如水煮花生米、酸奶、海苔、核桃、蓝莓等，提倡饮绿茶。

老年人吃零食要做到三个"适"：一是适时。宜在餐间吃，不能随时吃，睡前 1 h 内不要吃。二是适量。不能喜欢吃就图痛快，一下子吃个够，影响全天总能量的摄入。三是适宜。品种上要适宜，尽可能吃铁、钙、膳食纤维等含量相对高的零食，避免高糖、高盐、高脂食物，如酥脆型曲奇饼干、派及酥类食品、薯片及膨化食品等。

5. 糖尿病老年患者要讲究进餐顺序

合理饮食是防治糖尿病的关键。对于老年患者来说，除了吃什么、吃多少，进餐顺序也很有讲究。研究发现，在碳水化合物之前摄取蔬菜和蛋白质，能较好改善 2 型糖尿病患者的餐后血糖值和胰岛素值。与先吃主食相比，按照先吃蔬菜，再吃荤菜，最后吃主食的顺序进餐，可以促进胰岛素、消化道激素、肠降血糖素分泌并抑制胰高血糖素分泌，餐后平均血糖值明显下降。同时，胰岛素浓度会有所下降。因此，按此顺序进餐，是预防餐后血糖升高的较佳选择。

6.贫血

贫血是指人体血液中血红蛋白（血色素）降低或血液稀薄的病症，表现为成年男性血红蛋白低于 120 g/L，成年女性血红蛋白低于 110 g/L。老年人由于造血功能衰退，吸收的蛋白质、铁、叶酸、维生素 B$_{12}$ 等不足，生血因子减少，用药等抑制因素增加，免疫器官衰退与免疫功能失调造成自身免疫性溶血性贫血，以及消化性溃疡、胃肠息肉、癌瘤的隐匿性失血等，都可能引起老年人贫血，最常见的为缺铁性贫血。

缺铁性贫血易导致身体虚弱，免疫力低下，易发生感染；神经系统和肌肉缺氧，易出现疲倦乏力、头晕耳鸣、注意力不集中，体能和工作能力降低，甚至出现神情淡漠、记忆力衰退、烦躁或抑郁等症状及认知功能受损；消化功能和消化酶分泌减少，可导致食欲不振、恶心、呕吐、腹胀、腹泻等，严重的可引起嗜睡、心脏扩大等。

7.警惕老年人身高变矮

随着年龄的增长，机体对钙的吸收减少而致骨骼脱钙率增加，骨质疏松引起脊椎体压缩，椎骨可能被压成楔状或变扁，使脊椎的支撑能力下降而变弯，身高就会出现变矮的现象，躯干明显缩短，但四肢不缩短，呈现弯腰驼背状。由于老年人骨质疏松早期症状并不明显，若出现明显的腰背疼痛

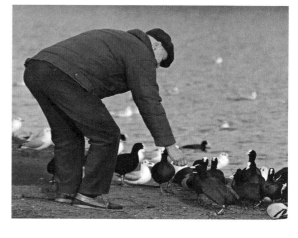

或关节痛，或身高明显变矮，就应引起高度重视，及时去医院就诊，进行骨密度检测及相关检查，根据骨质疏松程度，在医生的指导下进行必要的治疗，并在日常生活中通过合理饮食和科学锻炼来改善骨质疏松的状况。

8.肌肉衰减危害

骨骼肌是身体的重要组成部分，随着年龄增加，老年人骨骼肌量会逐渐减少，肌力逐年下降，有的逐步发展到难以站起、平衡障碍、极易摔倒引起骨折等情况，严重影响了老年人的生活质量，增加了其丧失生活自理能力的风险。同时，肌肉衰减还是骨质疏松、骨关节炎等疾病发展的重要因素之一。

9.增加蛋白质摄入，预防肌肉衰减症

老年人机体代谢和消化功能普遍都会下降，发生退行性变化。而不少老年人特别是女性老年人受传统习惯影响，以"吃素"为主，不进食任何动物性食物。这是一个很大的饮食误区。老年人如果缺乏蛋白质，对身体危害是很大的，必须纠正。老年人饮食总体来说要趋向清淡，控制高盐、高糖、高脂的食物，但摄入充足的蛋白质是必要的。

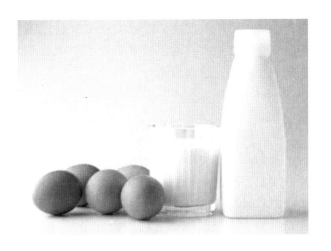

研究表明，在 50～65 岁人群中，高蛋白膳食比低蛋白膳食有高于 4 倍的癌症死亡风险，并显著增加糖尿病、心血管疾病的患病风险。但若摄入的是植物性蛋白质，则会降低其风险。而对于 65 岁以上的人群来说，高蛋白膳食对罹患慢性病及其死亡风险低于低蛋白膳食。因此，65 岁以上的老年人应增加蛋白质摄入，尤其是植物性蛋白的摄入。

蛋白质是一切生命的物质基础，维持着机体正常的新陈代谢。随着年龄的增长，人体从中年开始肌肉就逐年流失，到 60 岁可流失 30% 左右，不仅影响其体力活动水平，促成骨质疏松、关节炎等疾病的发生和发展，还成为高血压、糖尿病、高脂血症等营养相关慢性病发生的重要原因。目前，引起肌肉衰减症的机制尚不完全明确，但营养不足特别是蛋白质摄入不足肯定是肌肉衰减症发生的主要原因。

60 岁以上的老年人建议每天的蛋白质摄入量以 1.0～1.5 g/kg 体重为宜。比如，体重为 60～65 kg 的老年人，每天蛋白质的摄入量大致为 60～65 g 与 90～98 g。对于老年人群，如膳食蛋白质摄入不足，可适当增加蛋白质补充剂。

10.老年人如何补好钙

老年人需要补钙。钙的主要生理功能是维持强健的骨骼和健康的牙齿，同时，钙具有调节体内酶的活动、维持神经和肌肉的正常生理功能、参与血液凝固与激素分泌，以及维持体液酸碱平衡与调节细胞正常生理功能等作用。骨钙的更新速率随年龄的增长而减慢，40岁以后骨中的矿物质（钙、镁、磷等）逐渐减少，绝经后女性因体内雌激素水平降低，造成机体对钙的吸收减少，骨质丢失速度加快，这时若膳食中钙摄入不足，机体就要调节骨骼中的钙将其分离出来，以维持血液和体液中钙的浓度。所以，老年人和绝经后妇女容易发生骨质疏松症。

一方面，膳食中提供充足的钙可减缓骨质丢失。中国营养学会建议，50岁以上的老年人每天应摄入钙1 000 mL。膳食中钙的主要来源是奶粉、奶酪和液态奶，如市售的纯牛奶，每100 mL约含钙100 mg，而且吸收率高。其他如豆类（及豆制品）、坚果类、小鱼小虾及芝麻酱等也是钙的良好来源。菠菜含钙高于一般蔬菜（100 g含钙66 mg），但其含有草酸，可以和钙结合成草酸钙，不利于钙的吸收。因此，食用前应该用开水焯一遍，以去除部分草酸。同时，盲目的钙过量摄入会增加泌尿系统结石的危险，并干扰其他微量营养素的吸收。

另一方面，要关注钙的吸收问题。钙的吸收率取决于维生素D的摄入量与接受太阳紫外线的照射量，并受膳食中钙的含量以及年龄的影响，膳食中钙的含量虽高，但吸收率随人们年龄增长而降低，如婴儿钙的吸收率大于50%，儿童为40%左右，成年人为20%左右，老年人仅为15%左右。

有研究表明，过量碳酸饮料可降低钙的吸收，而大量的咖啡因摄入与骨量成负相关。吸烟和大剂量酒精都可以加速骨量丢失，导致骨量低下，发生骨质疏松。因此，应减少碳酸饮料和咖啡的摄入量，避免嗜烟、酗酒。适宜的运动可维持成年人骨密度，减少骨量丢失，老年人开展适当体育锻炼同样有助于骨质疏松的预防和改善。

11. 老年人补充维生素D好处多

维生素D是脂溶性维生素，既来源于食物，又可通过"晒太阳"的方式由皮肤合成。维生素D能提高机体对钙和磷的吸收，为人体钙、磷代谢的重要调节因子，能促进身体生长和骨骼钙化，有利于骨骼和牙齿的健康。老年人皮肤合成维生素D的能力下降，对维生素D的利用能力减弱，

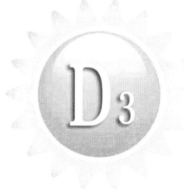

将维生素 D 转变为活性维生素 D 的代谢能力降低，但对维生素 D 的需求量不比年轻人低，所以容易出现维生素 D 的缺乏，发生骨软化症和骨质疏松症。因此，应适当增加维生素 D 的摄入量。

维生素 D 主要存在于海水鱼（如沙丁鱼）、动物肝脏、蛋黄等动物性食品、鱼肝油制剂及奶油、奶酪等食物中。牛奶及谷类食物、蔬菜和水果的维生素 D 含量极低或几乎没有维生素 D 的活性。中国营养学会建议，老年人维生素 D 的每日推荐摄入量为 15 μg。对于平时不晒太阳的老年人，应该多选择使用一些维生素 D 营养强化食品或补充维生素 D 制剂。

12.老年人冬季锻炼要科学、安全

冬季气温低，空气干燥，老年人开展身体活动可以从自己的兴趣出发，选择适合自己的活动，并长期坚持。为避免运动中可能发生的风险，应学会科学运动，确保安全。具体应注意以下五个方面的问题。

（1）适宜时间。户外活动能够更好地接受紫外线照射，有利于体内维生素 D 合成，延缓骨质疏松和肌肉衰减的发展。老年人冬季锻炼绝不要"闻鸡起舞"。早晨空气含氧量低，特别在公园的树林里，植物在晚上吸收氧气，排出二氧化碳。而且，清晨人的交感神经兴奋性提高，血液黏稠度增加，血压上升，冠状动脉的压力也随之增加，加上冬天寒冷，会刺激身体诱发血管痉挛，易引发急性心肌梗死。对于冠心病患者来说，上午 6 时至 11 时被称为"魔鬼时间"。而对于高血压患者来说，由于血压晨峰值较高，也增加了中风发生的风险。

冬季下午 4 时至 5 时是一天中最适合户外锻炼的时间，也可以选择晚饭半小时后进行活动。

（2）安全第一。老年人要重视自身体力和协调功能下降的生理变化，根据当天的天气和身体情况，调整运动量，量力而行。运动前要先做些准备工作，运动开始后再逐渐增加用力。运动结束时不要立即停止活动，应逐渐放松。步行或慢跑应选择安全平整的道路，穿合适的鞋袜。要顺应自己的身体活动，动作舒缓自然、简单缓慢，如动态与静态的平衡练习、下肢力量练习、柔韧性练习、身体协调练习等，不宜做负重憋气、用力过猛、旋转晃动的活动，避免参加剧烈和危险的活动，避免爬山、登高层楼梯、骑自行车、爬坡等。防止运动疲劳和运动损伤，尤其是关节损伤，防止碰伤、摔倒等事件的发生。

运动中若日照强烈或出汗多时，应适量补充水或淡盐水。

（3）多种活动。选择多种活动形式，重点选择能活动全身的项目，使全身各关节、肌肉群和各个部位都能得到锻炼。

锻炼的形式主要有 3 种。一是有氧运动，即在氧气充分供应的情况下进行的活动，其特点是强度低、有节奏。持续时间每次 30 min 以上，每周坚持 5 次，运动频率至多隔 1 d，在身体条件允许情况下最好能天天运动。结伴步行乃至快步走、慢跑等可锻炼心肺能力。二是抗阻运动，如举沙袋、哑铃，使用拉力器等，可延缓运动功能丧失，强壮骨骼、关节和肌肉，改善移动能力和平衡能力，维持独立行为能力，预防和控制心血管疾病和 2 型糖尿病，防止摔倒，提高生活质量。要求每周进行 3 次以上，每次 20 ～ 30 min，隔天进行。三是柔韧性运动，可随时做，可增加关节活动度，放松肌肉，消除肌肉疲劳，防止肌肉劳损，提高运动效率，如太极拳、瑜伽、健身操、健身舞等轻柔伸展的活动，特别是太极拳锻炼被证明是一项能够显著降低老年人跌倒风险的活动。

（4）适度活动。老年人冬季锻炼要根据自身情况选择适当的活动频率和活动强度，一般认为户外活动每天 1 ～ 2 次，每次 1 h 左右，以轻微出汗为宜。或每天至少走 6 000 步，快步行走 6 000 步相当于瑜伽 40 min、太极拳 60 min、慢跑 40 min、游泳或打网球 30 min。一天可以分多次活动，每次活动强度不要过大，持续活动时间不要过长。

（5）合理膳食。老年人在开展适合自身活动的同时，要保证自身营养，每天要摄入 12 种以上食物，每周 25 种以上，并做到食物种类经常调换。要采用各种方法增加食欲和进食量，吃好吃饱三餐。早餐宜有 1 ～ 2 种主食、1 个鸡蛋、1 杯奶、1 种蔬菜，中晚餐宜有 2 种以上主食、1 ～ 2 个荤菜、1 ～ 2 种蔬菜、1 个豆制品，每餐有适量水果。

要保持适宜体重。研究表明，老年人体重过低，会增加营养不良和死亡的风险。原则上建议老年人体质指数（体重除以身高的平方，如体重 60 kg，身高 1.6 m，则 60 kg/1.6 m^2=23.4 kg/m^2）应不低于 20 kg/m^2，最高不超过 26.9kg/m^2。对于体重过低或过高的，鼓励通过营养师的个性化营养状况评价和指导制定营养干预措施。

老年人每天要定时、主动、少量、多次饮水（温热的白开水或淡茶水），每次 50 ～ 100 mL，在清晨和睡前 1 ～ 2 h 各饮水 1 杯。每天的饮水量不低于 1 200 mL，以 1 500 至 1 700 mL 为宜，不应在口渴时才饮水。

附录：素食人群膳食指南

所谓素食人群，指的是以不食肉类、家禽、海鲜等动物性食物（不包括蛋、奶）为饮食方式的一类人群。素食人群按照所戒的食物种类不同，又可分为全素素食人群、蛋素素食人群、奶素素食人群、蛋奶素素食人群等。而完全戒食所有动物性食物（包括蛋、奶）及其产品的为全素人群；不戒食蛋奶类及其相关产品的为蛋奶素素食人群。

素食其实是一种饮食习惯或饮食文化，体验这种饮食文化的人称为素食主义者。据估计，我国目前素食人群的数量约为 5 000 万人。但为了满足营养的需要，尽可能地维护素食人群的身体健康，需要对他们提出特定的膳食指南，研究和设计符合他们生理特点的膳食。如果膳食组成不合理，将会增加蛋白质、维生素 B_{12}、$\omega-3$ 多不饱和脂肪酸、铁、锌等营养素缺乏的风险，出现一系列临床症状，引发相关的疾病。因此，对素食人群的膳食提出科学指导是很有必要的。

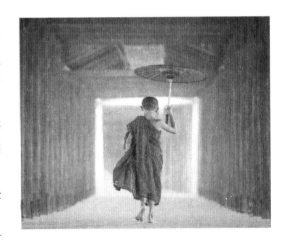

在社会实际生活中，我们对基于信仰而实施素食者应给予尊重；但不主张婴幼儿、儿童、孕妇选择全素膳食。婴幼儿和儿童处于生长发育期，需要充足的各种营养素来保障其生长发育；对于基于信仰已选择了全素膳食的儿童、孕妇，需定期进行营养状况监测，以尽早发现其潜在的营养问题，从而及时调整饮食结构，改善营养状况。

妇幼老年人健康饮食

素食人群的膳食除动物性食物外，其他食物的种类与一般人群膳食基本是一致的。因此，素食人群应认真设计自己的膳食，合理利用食物，全素和蛋奶素人群膳食应以谷类为主，食物多样化。每天摄入的食物种类至少为12种，而每周至少为25种，以确保满足营养需要和促进健康。

除了动物性食物，一般人群膳食指南的核心推荐和相关建议均适用于素食人群。

【关键推荐】

（1）谷类为主，食物多样；适量增加全谷物。
（2）增加大豆及其制品的摄入，每天50～80 g；选用发酵豆制品。
（3）常吃坚果、海藻和菌菇。
（4）蔬菜、水果应充足。
（5）合理选择烹调油。

建议全素和蛋奶素素食人群（成人）的膳食由下列食物组成，如附表1所示。

附表1　全素和蛋奶素人群（成人）的膳食组成

全素人群		蛋奶素人群	
食物名称	摄入量 / (g·d⁻¹)	食物名称	摄入量 / (g·d⁻¹)
谷类	250～400	谷类	225～350
全谷物	120～200	全谷物	100～150
薯类	50～125	薯类	50～125
蔬菜	300～500	蔬菜	300～500
菌藻类	5～10	菌藻类	5～10
水果	200～350	水果	200～350
大豆及其制品	50～80	大豆及其制品	25～60
发酵豆制品	5～10	—	—
坚果	20～30	坚果	15～25
食用油	20～30	食用油	20～30

续表

全素人群		蛋奶素人群	
食物名称	摄入量/（g·d⁻¹）	食物名称	摄入量/（g·d⁻¹）
—	—	奶	300
—	—	蛋	40～50
食盐	＜6	食盐	＜6

注：引自《中国居民膳食指南（2016）》。

【重点解读】

1.一日三餐主食不能少

不管是素食人群还是其他一般人群，作为主食的谷类食物都是日常膳食中的关键组成部分。谷类食物是我国传统膳食的主食，是素食者膳食能量最基本、最经济的主要来源。谷类食物含有丰富的碳水化合物、B族维生素、矿物质和膳食纤维，这对于素食人群来说，可以有效弥补因动物性食物缺乏带来的某些营养素的不足。素食人群应食物多样，适量增加谷类食物的摄入量，每餐享用主食，如米饭、面食等不少于100 g，同时建议把土豆（马铃薯）列入主食中，平均每天摄入50～125 g薯类食物。

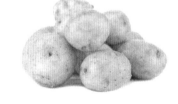

2.每天有全谷物和杂豆

素食者应比一般人群增加全谷物食物的摄入比例。全谷物是指没有经过精细加工或者虽然经过碾磨粉碎或压片处理加工，但仍然保留了完整谷粒所具备的所有结构的谷物。我国传统膳食习惯中作为主食的谷物，如稻米、小麦、燕麦、小米、黑米、玉米、高

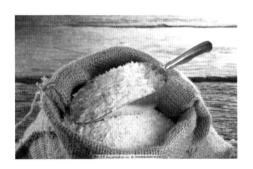

梁、荞麦等，虽然形态、大小不一，但其结构基本相似，都是由谷皮（谷粒的外壳）、胚乳（谷类的主要部分）和胚芽（又称谷胚，位于谷粒的一端）3 个主要部分组成，分别占谷粒重量的 13% ～ 15%、83% ～ 87% 和 2% ～ 3%。谷皮主要由纤维素、半纤维素等组成，含较高水分和脂肪；胚乳含大量淀粉和一定量的蛋白质，蛋白质靠近胚乳周围部分较高，越向胚乳中心含量越低；胚芽富含脂肪、蛋白质、无机盐、B 族维生素和维生素 E，其质地较软有韧性，不易粉碎，但在加工时常因易与胚乳分离而丢失。介于谷皮与胚乳之间的部分称为糊粉层，含有较多的磷和丰富的 B 族维生素及无机盐，具有重要的营养价值，但在碾磨加工时，易与谷皮同时脱落而混入糠麸中。与精制谷物相比，全谷物含有谷物全部的天然营养成分，包括膳食纤维、B 族维生素和维生素 E、矿物质、不饱和脂肪酸、植物甾醇，以及植酸和酚类等植物化学物。提倡多吃全谷物食物，建议全素人群（成人）每天摄入谷类 250 ～ 400 g，其中全谷类为 120 ～ 200 g；蛋奶素人群（成人）每天摄入谷类 225 ～ 350 g，其中全谷类为 100 ～ 150 g。

为此，选购粮食时，应特别注意谷物的加工精度，尽量少购买精制米、精白粉；应适当选购全谷物食物，如糙米、全麦粉、玉米、燕麦、小米等。

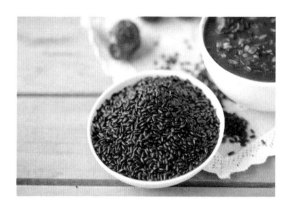

杂豆类品种有赤豆、芸豆、绿豆、豌豆、鹰嘴豆、蚕豆等。与大豆相比，这类豆中碳水化合物含量较高，含 50% ～ 60% 的淀粉，所以杂豆类传统上被作为主食看待。杂豆蛋白质含量约 20%，低于大豆，但是氨基酸的组成与大豆相同，接近于人体的需要，尤其是富含谷类蛋白质缺乏的赖氨酸。所以，与谷类食物搭配食用，可以起到很好的蛋白质互补作用。杂豆传统上有整粒煮熟或整粒粉碎做"馅"的食用方法，符合全谷物食用的要求。

要让全谷物和杂豆走上素食者的餐桌，融入每日三餐主食中，做到餐餐有谷物，每天应做到至少一餐有全谷物或杂豆类，既可做成主食，又可成为菜肴，丰富日常膳食内容。

常见谷类和杂豆类食物的营养成分含量如附表 2 所示。

附表 2　常见谷类和杂豆类食物的营养成分含量（以 100 g 可食部计）

食物名称	能量/(kcal/kJ)	蛋白质/g	脂肪/g	碳水化合物/g	膳食纤维/g	维生素B$_1$/mg	维生素B$_2$/mg	尼克酸/mg	维生素B$_6$/mg	叶酸/µg	钙/mg	钾/mg	铁/mg	锌/mg	硒/µg
小麦面粉（标准粉）	354/1 482	15.7	2.5	70.9	3.7	0.46	0.05	1.9	0.07	23.3	31	190	0.6	0.2	7.42
小麦粉（富强粉，特一粉）	351/1 467	10.3	1.1	75.2	0.6*	0.17	0.06	2.0	—	—	27	128	2.7	0.97	6.88
小麦胚粉	403/1 687	36.4	10.1	44.5	5.6*	3.50	0.79	3.7	—	—	85	1 523	0.6	23.4	65.20
稻米（均值）	347/1 452	7.4	0.8	77.9	0.7*	0.11	0.05	1.9	—	—	13	103	2.3	1.70	2.23
粳米（小站稻米）	342/1 429	6.9	0.7	79.2	2.3	0.04	0.02	0.8	—	8.7	3	111	0.3	1.94	10.1
籼米	328/1 374	7.5	1.1	78	5.9	0.07	0.02	0.9	0.07	19.7	12	109	0.1	0.15	2.76
糯米（江米）（均值）	350/1 464	7.3	1.0	78.3	0.8*	0.11	0.04	2.3	—	—	26	137	1.4	1.54	2.71
玉米（鲜）	112/469	4.0	1.2	22.8	2.9*	0.16	0.11	1.8	—	—	—	238	1.1	0.90	1.63
玉米面（黄）	339/1 419	8.5	1.5	78.4	5.5	0.07	0.04	0.8	0.08	—	22	249	0.4	0.08	2.68

续表

食物名称	能量 /(kcal/kJ)	蛋白质 /g	脂肪 /g	碳水化合物 /g	膳食纤维 /g	维生素 B₁ /mg	维生素 B₂ /mg	尼克酸 /mg	维生素 B₆ /mg	叶酸 /μg	钙 /mg	钾 /mg	铁 /mg	锌 /mg	硒 /μg
玉米糁（黄）	354/1 480	7.9	3.0	75.6	3.6*	0.10	0.08	1.2	—	—	49	177	2.4	1.16	4.90
大麦（元麦）	327/1 367	10.2	1.4	73.3	9.9*	0.43	0.14	3.9	—	—	66	49	6.4	4.36	9.80
青稞	342/1 432	8.1	1.5	75.0	1.8*	0.34	0.11	6.7	—	—	113	644	40.7	2.38	4.60
小米（黄）	355/1 485	8.9	3.0	77.7	4.6	0.32	0.06	1.0	—	22.4	8.0	335	1.6	2.81	2.72
黄米	351/1 469	9.7	1.5	76.9	4.4*	0.09	0.13	1.3	—	—	—	—	—	2.07	—
高粱米	360/1 505	10.4	3.1	74.7	4.3*	0.29	0.1	1.6	—	—	22	281	6.3	1.64	2.83
糜子（带皮）	336/1 404	10.6	0.6	75.1	6.3*	0.45	0.18	1.2	—	—	99	148	5	2.07	12.01
裸燕麦（莜麦）面	380/1 589	13.7	8.6	67.7	5.8	0.20	0.09	3.5	—	22.4	40	255	3.8	2.18	2.90
薏米（薏仁米）	361/1 512	12.8	3.3	71.1	2.0*	0.22	0.15	2.0	—	—	42	238	3.6	1.68	3.07
荞麦面	329/1 377	11.3	2.8	70.2	5.5	0.26	0.10	3.5	—	29.1	71	304	7.0	1.94	2.16

续表

食物名称	能量 /(kcal / kJ)	蛋白质 /g	脂肪 /g	碳水化合物 /g	膳食纤维 /g	维生素 B$_1$ /mg	维生素 B$_2$ /mg	尼克酸 /mg	维生素 B$_6$ /mg	叶酸 /μg	钙 /mg	钾 /mg	铁 /mg	锌 /mg	硒 /μg
马铃薯（土豆，洋芋）	79/329	2.6	0.2	17.8	1.2	0.10	0.02	—	0.27	12.4	7.0	347	0.4	0.30	0.47
甘薯（山芋，红薯）	57/238	0.7	0.2	15.3	2.2	0.05	0.01	0.2	0.15	19.6	18	88	0.2	0.16	0.22
绿豆	329/1 376	21.6	0.8	62.0	6.4*	0.25	0.11	2.0	—	—	81	787	6.5	2.18	4.28
红小豆	324/1 357	20.2	0.6	63.4	7.7*	0.16	0.11	2.0	—	—	74	860	7.4	2.20	3.80
芸豆（红）	331/1 384	21.4	1.3	62.5	8.3*	0.18	0.09	2.0	—	—	176	1 215	5.4	2.07	4.61

注：1. 表中数据摘自《中国食物成分表（2004）》《中国食物成分表》第 2 版（2009 年出版）。

2. 膳食纤维列中带 * 的数据是用中性洗涤剂法检测获得，不带 * 的数据是用酶重量法检测获得。

3.吃够足量大豆

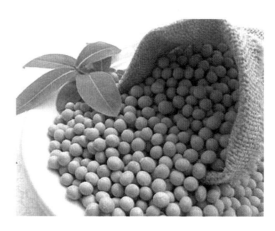

大豆含有丰富的优质蛋白质，并富含谷类蛋白质缺乏的赖氨酸，是与谷类蛋白质互补的理想食物，能显著提高蛋白质的营养价值；脂肪含量约为 20%，其中不饱和脂肪酸占 85% 左右，亚油酸高达 50% 以上。大豆还富含钾、钙、B 族维生素和维生素 E 等重要营养素，以及其他多种有益健康的物质，如大豆异黄酮、植物甾醇（附表 3）以及大豆卵磷脂等，对预防心血管疾病、骨质疏松以及改善女性更年期症状具有积极作用。因此，素食人群应通过增加大豆及其制品（包括发酵豆制品）的摄入来弥补不食用动物性食物的不足。建议全素人群（成人）每天保证摄入大豆 50～80 g 或等量的豆制品，其中包括 5～10 g 发酵豆制品；蛋奶素人群（成人）每天保证摄入大豆 25～60 g 或等量的豆制品。

附表 3　大豆及其制品中的植物甾醇含量（mg/100 g 可食部）

食物名称	β－谷甾醇	菜油甾醇	豆甾醇	β－谷甾烷	菜油甾烷	合　计
大豆（均值）	64.98	20.95	16.3	6.50	2.16	110.89
豆腐（均值）	18.35	7.41	4.87	2.07	0.54	33.24
豆腐丝	50.99	19.63	14.66	—	1.16	86.44
豆浆（均值）	4.08	1.76	1.24	—	—	7.08

数据来源：韩军花，杨月欣，冯妹元，等.中国常见植物食物中植物甾醇的含量和居民摄入量初估[J].卫生研究，2007,36（3）：301-305.

大豆类制品品种繁多，如豆浆、豆腐、豆腐干、豆腐皮、千张、素鸡、腐竹、油豆腐和黄豆芽等。10 g 大豆相当于豆制品的量如附表 5 所示。比如，每天一大块豆腐（500 g 左右）相当于 100 g 大豆的量。

附表5　10 g 大豆（干）的豆制品相当量

豆制品	重量 /g	豆制品	重量 /g
豆腐	52	千张	19
豆腐脑	272	豆腐干	26
豆浆	249	素鸡	25
豆腐丝	22	腐乳	28
豆腐皮	11		

注：引自《中国居民膳食指南（2016）》。

如果早餐有一杯豆浆，午餐菜肴中有黄豆芽，晚餐有炖豆腐或炒豆腐干，就可以达到大豆类食品一天的推荐量。

为做到吃够足量大豆的要求，就要有意识、有规律地将食用大豆及其制品纳入日常膳食中。比如，家中平时可以准备一些泡涨的大豆，蒸米饭或者炒菜时就放入一把，既可以改善口味，又能提高摄入量；日常可将豆腐、豆腐干、千张、素鸡等制品轮换与其他蔬菜搭配制作菜肴，也可将豆浆、豆腐脑作为早点食物，中晚餐安排其他豆制品做成菜肴，既使日常膳食不单调，又达到了满足营养需要的目的；可自己制作豆芽，既可做菜，又可作为炒面条时的佐料；可与谷类食物搭配，发挥蛋白质互补作用，如北方地区居民常吃的杂合面窝窝头，由玉米、小米粉和豆粉等混合制作，其蛋白质的营养价值不比猪肉差；有的地方有把"炒黄豆"作为零食的习惯，这也是素食者达到吃够足量大豆要求的途径之一。

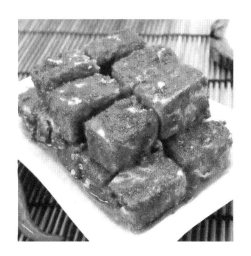

大豆制品按其制作方法通常分为非发酵豆制品和发酵豆制品两类。非发酵

豆制品如豆浆、豆腐脑、豆腐、豆腐干、豆腐丝、豆腐皮、千张、素鸡、腐竹、油豆腐等。发酵豆制品是以大豆为主要原料，经微生物发酵而成的豆制品，常见的有腐乳、豆豉、臭豆腐、豆瓣酱、酱油等。发酵豆制品在制作过程中由于微生物的作用，可合成少量的维生素 B_{12}，其在发酵豆制品中的含量多少，除了与微生物的品种有关外，还与微生物生长繁殖多少有关，微生物生长繁殖越多，其豆制品的固有风味越好，并且维生素 B_{12} 合成也就会越多。所以，在选购发酵豆制品时，应注意购买由正规厂家生产的，食品标签上有生产许可标识、标明了产品相关信息（如生产日期、保质期、配料等以及营养标签）的食品。

4. 发酵豆制品必不可少

维生素 B_{12} 的食物来源主要为畜禽肉类、动物内脏、鱼、贝壳类及蛋类，乳及乳制品中的维生素 B_{12} 含量较少，植物性食品基本不含维生素 B_{12}。发酵豆制品在制作过程中，由于微生物发生繁殖，可合成少量的维生素 B_{12}。因此，素食人群容易发生维生素 B_{12} 缺乏，而对蛋素素食人群来说，中国营养学会《中国居民膳食营养素参考摄入量（2013 版）》建议成人每天维生素 B_{12} 的推荐摄入量为 2.4 μg，而 100 g 鸡蛋含维生素 B_{12} 为 1.55 μg，就是说，只有每天摄入 3 个鸡蛋，才能达到推荐摄入量的水平，所以也难保证维生素 B_{12} 不缺乏。

维生素 B_{12} 缺乏性疾病在临床上以巨幼细胞性贫血、神经系统障碍（早期外周神经受累，晚期出现谵妄或精神紊乱、大脑麻痹性共济失调等精神病综合征）、疲劳、感觉异常、舌炎、皮肤广泛对称性色素沉着以及导致高同型半胱氨酸血症等为特征。曾有报道，武汉一位女士为了控制体重，坚持吃了 30 年的纯素食，不仅鱼肉蛋奶都不碰，连炒菜油也不沾，身高 160 cm，长期保持 44 kg 的体重，直到最后出现手脚发麻、走路不稳，没法正常生活，才不得不进医院检查，诊断为严重的维生素 B_{12} 缺乏症，导致脊髓和周围神经受损。维生素 B_{12} 缺乏性贫血的代名词是恶性贫血，易发生胃腺癌；由绝对忌荤食母亲哺乳的婴儿可出现生长不良和运动困难的症状，若未早期治疗，可发生造血系统和神经系统的病变，并且是不可逆的损害。近年来的研究已经确认高同型半胱氨酸是冠状动脉、外周血管及脑血管疾病的一个危险因子，高同型半胱氨酸血症病人血浆总同型半胱氨酸水平比正常值高出 10～20 倍，使血管疾病加速、提前发生。研究表明，同型半胱氨酸血症病人是动脉或静脉血栓栓塞的高危人群，与动脉粥样硬化之间存在强相关性，并存在心肌梗死和心源性猝死的高危险性。因此，素食者应加倍注意定期进行体检，及时发现是否存在维生素 B_{12} 缺乏。存在维生素 B_{12} 缺乏的素食者除非恢复食用动物性食物，否则必须终身进行维生素 B_{12} 的维持疗法。

5. 合理烹调大豆食物

通过加热加工方式可提高大豆消化和利用率。不同的加工和烹饪方法对大豆蛋白质的消化率有明显的影响。比如，整粒熟大豆的蛋白质消化率仅为 65% 左右，但加工制成豆浆或豆腐后，消化率可提高到 80% 以上，因此吃豆制品比吃整粒熟大豆的营养价值高得多。同时，大豆中含有抗营养因子，如胰蛋白酶抑制因子等，它能抑制胰蛋白酶的消化作用，使大豆难以分解为人体可吸收利用的各种氨基酸，而经过加热煮熟后，就能有效破坏这种因子，大豆

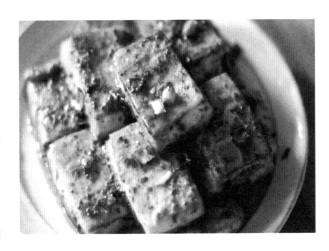

的消化率随之提高，所以大豆及其制品必须经充分加热煮熟后再食用，最典型的就是豆浆必须煮透才能喝，要先用大火煮沸，再用文火维持 5 min 左右，待抗营养因子等物质被彻底破坏后才能饮用。豆浆有假沸现象，不能误以为已煮熟，这一点值得大家注意。

社会上有一种说法，那就是豆浆与鸡蛋不能同时吃。大豆中含有胰蛋白酶抑制因子，能抑制胰蛋白酶的活性，降低对蛋白质的消化作用。但豆浆经煮沸煮透后可破坏胰蛋白酶抑制因子，不会影响蛋白质的消化与吸收，所以鸡蛋与豆浆同时吃不存在矛盾。

6. 常见的大豆营养菜肴

大豆起源于我国，我国劳动人民已有几千年的吃大豆历史，大豆也因此获得了"豆中之王""素中之肉""绿色牛乳"等美誉。同时，我国地大物博，东、南、西、北区域各个民族大豆饮食文化源远流长，以大豆为主要食材烹制的美味佳肴数不胜数。这里介绍几个适合素食人群的大豆菜肴，以飨读者。

（1）豆腐烧海带。烧豆腐时加点海带或紫菜等含碘量高的海产品是两全其美的营养搭配。

（2）黄豆芽炒海带。黄豆芽除含有大豆原黄豆芽的营养素外，还富含维生素C，与海带做成菜肴，可营养素互补，两者截然不同的色彩搭配还可提振食欲。

（3）豆腐青菜木耳。豆腐虽富含蛋白质，但缺乏膳食纤维，而青菜和木耳中均含有丰富的膳食纤维，能较好地弥补豆腐的这一缺陷。此外，豆腐中水溶性维生素含量较低，与菠菜、苋菜等绿叶菜搭配可以起到很好的互补作用。

（4）豆腐菌菇汤。豆腐与菌菇、番茄、青菜一起做酸辣汤或面条卤，食用前加点香菜。

（5）豆腐玉米山药汤。豆腐与玉米段、山药做成鲜美的汤，最后再加上几株小青菜，主辅食同盆，翠白相间，玉米如珍珠般点缀其中，既营养丰富，又可带来视觉上的享受，促进食欲。

7. 推荐蔬菜（鸡蛋）与菇类搭配制作菜肴

（1）香菇与油菜。一般认为，干香菇比鲜的香菇更具有营养价值。这是因为在阳光的作用下，新鲜的香菇中的麦角固醇（麦角甾醇）可以转变为维生素D（但香菇若是烘干的就不一样），有利于钙吸收。香菇搭配油菜之所以营养价值高，还因为油菜中富含维生素C和铁，维生素C有促进铁吸收的功效。

（2）蘑菇与土豆。蘑菇含有蛋白质、碳水化合物、膳食纤维等，并富含维生素（尤其是维生素B_{12}）和矿物质（如铁、锌）。土豆是低脂、高钾食物，富含纤维素和果胶，可促进肠道蠕动，预防便秘。两者一同食用，既可提供人体所需的多种营养素，又可以起到很好的减肥作用。

（3）蘑菇与西红柿。蘑菇还具有抗氧化作用，以香菇为例，其所含的多糖类物质可以清除体内的自由基，提高人体的免疫力，其所含的香菇嘌呤等物质具有预防动脉粥样硬化的功效。西红柿中含有番茄红素，加入油脂热处理起沙后可促进番茄红素的释放，使之更易吸收。番茄红素具有很强的消除自由基和抗氧化能力以及保护心脑血管、增强免疫力等作用。因此，蘑菇与西红柿是十分理想的菜肴搭配。

（4）蘑菇与鸡蛋。鸡蛋是营养价值非常高的食物，但缺少膳食纤维。蘑菇与鸡蛋搭配，两者一同食用可起到营养素互补的作用，是蛋素者不错的选择。

8.多食用菌菇海藻类食物

菌菇海藻类食物包括食用菌菇和海藻类食物。食用菌菇是指可供人类食用的真菌，常见的有蘑菇、香菇、金针菇、猴菇菌、银耳、木耳等。可供人类食用的海藻类有海带、紫菜、发菜等。

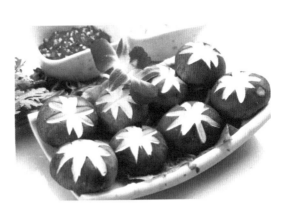

菌菇海藻类食物富含蛋白质、碳水化合物、矿物质、维生素、膳食纤维等。其中，香菇和蘑菇富含蛋白质，并且氨基酸组成比例适宜。脂肪含量较低，碳水化合物含量品种间有较大差别，如蘑菇、香菇、银耳、木耳等干品中的碳水化合物含量较高，而金针菇、海带等鲜品中含量较低。菌菇海藻类食物的铁、锌和硒等微量元素含量丰富，远高于其他食物。胡萝卜素含量也有较大差别，如紫菜和蘑菇中的胡萝卜素含量较高，其他菌藻类则含量较低。菌菇类和紫菜的维生素 B_2 含量也比较高。海带、裙带菜、紫菜等含丰富的碘，如每 100 g 海带（干）、裙带菜、紫菜中碘含量分别高达 36 mg、16 mg、4 mg。

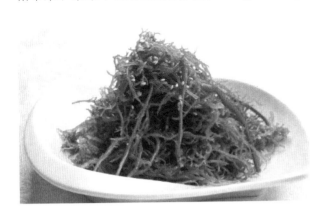

在海藻类的碳水化合物中，海藻多糖和膳食纤维各约占 50%。海藻富含长链 ω-3 多不饱和脂肪酸，如二十二碳六烯酸（DHA）、二十碳五烯酸（EPA）和二十二碳五烯酸（DPA），对预防血脂异常和心血管疾病有一定的作用。研究发现，鱼类并非 DHA、EPA和 DPA 的生产者，它们只不过是在食物链富集过程中产生而已，真正生产DHA、EPA 和 DPA 的是海洋藻类。

研究发现，菌藻类食物除了含有上述营养素外，蘑菇、香菇和银耳中含有的多糖类物质能提高人体免疫功能，并具有抗基因突变作用；香菇属于高嘌呤食物，嘌呤在作为能量供应、代谢调节及组成辅酶（辅酶是一类可以将化学基团从一个酶转移到另一个酶的有机小分子，是一些特定酶发挥活性的必需因子。维生素 B_1、维生素 B_2、维生素 B_6、维生素 B_{12}、叶酸、烟酰胺、泛酸、生物素等组成了重要的 B 族维生素辅酶）等方面发挥重要作用，其所含的香菇嘌呤通过调控脂肪酸代谢、改变磷脂酰胆碱分子种系的组成来降低体内胆固醇含量，发挥降血脂作用；黑木耳具有抗血小板聚集和抗凝血作用，能够防止血栓形成，延缓动脉粥样硬化的发生与发展，其中的木耳多糖还具有降血脂的作用。

因此，素食人群应常吃菌菇和海藻。建议全素人群（成人）每天摄入菌菇或藻类 5～10 g。

常见菌菇的营养成分如附表 6 所示。

附表6 常见菌菇类的营养成分（干重含量，g/100 g）

名 称	香 菇	平 菇	金针菇	茶树菇	黑木耳
蛋白质	8.39	19.43	11.33	24.80	12.2
粗脂肪	2.24	1.71	1.96	1.85	1.11
总糖	20.60	22.25	28.61	31.35	21.80
还原糖	5.10	3.46	1.51	5.20	1.51
粗纤维	8.14	8.21	13.72	5.18	6.01

注：引自《中国居民膳食指南（2016）》。

9.食用各种植物油

脂肪酸是食用油的主要成分，分为饱和脂肪酸、单不饱和脂肪酸和多不饱和脂肪酸。按科学代谢营养的要求，人体的脂肪摄入应使前述 3 种脂肪酸的比例为 1：1：1，以满足人体必需脂肪酸的需要。建议人们日常膳食要经常变换不同种类的食用油。豆油、菜籽油、亚麻籽油、紫苏油、茶油等都是良好的选择。亚麻籽油、紫苏油富含 α-亚麻油，茶油富含 ω-3 多不饱和脂肪酸。几种植物油中的主要脂肪酸如附表 7 所示。

附表7　几种植物油中的主要脂肪酸

植物油	代表性脂肪酸
椰子油、棕榈仁油、巴巴苏油	月桂酸
棕榈油	棕榈酸
橄榄油、菜籽油、花生油、红花油	油酸
玉米油、棉籽油、芝麻油、大豆油	亚油酸（中等含量）
葵花籽油、红花籽油	亚油酸（高含量）
亚麻籽油、紫苏油	α-亚麻酸

注：引自《中国居民膳食指南（2016）》。

不同食用油的不饱和脂肪酸含量不同。不饱和脂肪酸含量越高，食用油越不耐热，也就越易氧化。茶油抗氧化性能高，其内在结构在高温时仍能保持相对稳定。烹饪时根据所需温度和耐热性正确选择食用油可很好地避免食用油的氧化问题。

素食人群易缺乏 ω–3 多不饱和脂肪酸。建议其在选择食用油时应注意选择富含 ω–3 多不饱和脂肪酸的食用油，如紫苏油、亚麻籽油、菜籽油、豆油、茶油等。可用菜籽油或大豆油烹炒，用亚麻籽油或紫苏油凉拌，煎炸可选用茶油和调和油。

10.食物多样，营养才全面

由于食物结构性不合理，素食者容易出现某些矿物质和维生素等营养素的缺乏。这更加说明只有食物多样，营养才全面。具体可以从下面几方面尝试。

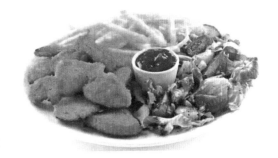

（1）达到食物种类要求。要做到平均每天不重复的食物种类达到12种以上，每周达到25种（烹调油和调味品不计算在内）以上，就要安排好一日三餐食物种类的分配，早餐至少摄入 4～5 种食物，午餐摄入 5～6 种食物，晚餐 4～5 种食物，加上零食 1～2 种。为做到食物多样，各种各样的谷类（如稻米、小麦、小米、黑米、燕麦、荞麦、玉米、高粱等，包括全谷物）、薯类（如山药、土豆、芋头、甘薯等）、豆类（如大豆及红豆、绿豆、蚕豆、豌豆等杂豆）都是很好的选择。同时，坚果富含脂类和多不饱和脂肪酸、蛋白质、矿物质、维生素 E 和 B族维生素，是素食人群膳食蛋白质、

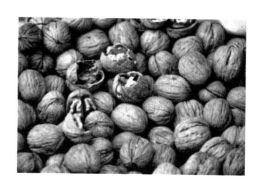

不饱和脂肪酸、维生素及矿物质的补充来源，而且适量食用有助于预防心血管疾病。

几种坚果的微量营养素的含量如附表 8 所示。

附表 8　几种坚果的微量营养素的含量 (mg/100 g)

坚　果	维生素 E	硫胺素	核黄素	烟酸	维生素 B_6	铁	锌
扁桃仁	24.0	0.21	0.78	3.36	0.11	3.71	2.92
榛子	23.9	0.50	0.11	1.14	0.61	3.27	2.40
松子	3.50	1.25	0.21	4.36	0.11	3.07	4.29
南瓜子	1.00	0.21	0.32	1.75	0.21	15.0	7.46
葵花子	50.3	2.28	0.25	4.50	0.78	6.78	5.06
栗子	1.20	0.24	0.17	1.34	0.50	7.79	10.29

注：引自《中国居民膳食指南（2016）》。

全素者与蛋奶素者平均每天（周）建议摄入的主要食物品种数分别如附表9、附表 10 所示。

附表 9　全素者平均每天（周）建议摄入的主要食物品种数 *

食物类别	平均每天种类数	每周至少品种数
谷类、薯类、杂豆类	3	5

食物类别	平均每天种类数	每周至少品种数
蔬菜、水果类	4	10
大豆及其制品、菌菇海藻类、坚果类	5	10
合计	12	25

＊：不包括油和调味品。

附表 10　蛋奶素者平均每天（周）建议摄入的主要食物品种数＊

食物类别	平均每天种类数	每周至少品种数
谷类、薯类、杂豆类	3	5
蔬菜、水果类	4	10
蛋类、奶、大豆及其制品、菌菇海藻类、坚果类	5	10
合计	12	25

＊：不包括油和调味品。

（2）选择多种小分量食物。小分量是实现食物多样化的关键，即每样食物吃少点，食物种类多一些。尤其是儿童用餐应使用较小的碗，小分量选择吃到更多品种的食物，这样营养素来源更丰富。全家人一起吃饭或集体用餐也可以通过分餐的形式使分量变小，从而达到食物多样化的目的。

（3）巧妙搭配食物，避免食物单一。各类食物都有相应的营养素含量，利用平衡膳食的理论以及原料中的营养素分布与特点，知道和掌握科学地选择食物及搭配的各种技巧，就能使就餐者获得所需要的各种营养素，达到营养素利用的最大化。

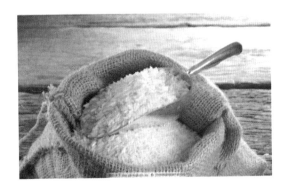

妇幼老年人健康饮食

①主食与主食：粗细搭配。这里的粗是相对精白米面而言的，意指主食应该注意增加全谷物和杂豆类食物，因为谷类加工精度越高越会引起人体较高的血糖应答。主食的大米可与全谷物稻米（糙米）、杂粮（燕麦、小米、荞麦、玉米等）以及杂豆（红小豆、绿豆、芸豆、花豆等）搭配食用，传统的八宝粥、炒饭，台州不少地方的"咸酸饭（以米、红薯、芋艿为主，配以笋丝、玉米粒、花生、杂豆等煮成的饭）""咸酸粥（与咸酸饭相似）"等都是增加食物品种的好方法。

②主食和副食：动态搭配。在现实生活中，基本有两种截然不同的现象：一是年纪大的人主张有饭吃就行，菜只要随便吃一点就可以了；二是年轻人主张多吃菜，少吃饭或不吃饭。

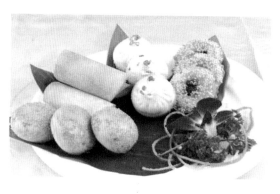

实际上，这两种饮食方式都是错误的。正确的做法是，以动态对付现实，主食的具体食用量可根据食用者的能量及营养素的需求而定：对于劳动强度大或运动量多的人而言，主食应适当增多；对于劳动强度小、运动量少的人而言，主食量可相应减少。同样，副食应根据各自能量及营养素的需求而摄入。

③副食和副食：多样搭配。最有学问的搭配是副食与副食间的平衡，既要体现在色、香、味、形上，激发人的食欲，又要体现在营养平衡上，有利于健康。

A.色、香、味、形的搭配。菜的色、香、味、形好，能刺激人的感官，使人心情愉悦，提振食欲，享受饮食文化的熏陶，有助于食物的充分消化与吸收。

色彩搭配做到五颜六色：五颜六色肯定来自不同的多种食物，菜肴呈现的多彩颜色不仅能给人以视觉上的美的享受，还能刺激食欲。最能引起食欲的颜色是从红到橙这个范围，橙和黄次之，绿色尚好，紫色差。但无论是哪种搭配，都应以增进食欲、满足营养为目的，不是单纯追求好看。

香味搭配：香叶、肉桂、陈皮、丁香、胡椒、芥末等芳香开胃，在菌菇海藻汤中适当加些香料，不仅提高食欲，还能增加汤的营养价值。

口味搭配：味有甜、酸、苦、辣、咸五种，无论哪一种味道，都要适度。问题出得最多的是过甜与过咸，都不利于健康。

形态搭配：这对偏食的儿童或胃口较差者最为管用。形态美的菜肴会给人以美的享受，激发食欲。

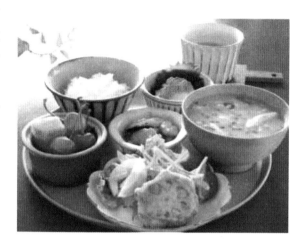

B. 营养搭配。菜肴的营养搭配更为重要，也是食物搭配的目的所在。每一种菜不可能含有所有的营养素，而多种食材混合就能满足机体对营养的需要。有条件的家庭可根据自己掌握的营养知识，将多种食材合理搭配，制定相应的食谱，再加上科学烹调，就可以制作出一桌美味而营养的饭菜。

C. 避免单一。每一类食物都有很多品种，同一类食物各个品种含有的营养成分往往大致相同，一段时间内同类型的食物可以互相交换。同一种食物也可以采取不同的制作和烹饪方法变换出多种吃法。比如，对于全素和蛋奶素人群，推荐成人每天大豆及其制品摄入量为 60 g，在总量控制的前提下，可以采取每天三餐吃各不相同的豆制品的方式，避免每天（周）食物品种单一，尽最大努力争取食物多样化。

谷薯类食物、蔬菜类食物、大豆类食物、蛋类食物、奶类食物的能量等值交换如附表 11 至附表 15 所示（以上引自《营养知识读本》）。

附表 11　谷薯类食物的能量等值交换份表

食物名称	质量 /g	食物名称	质量 /g
大米、小米、糯米、薏米	25	干粉条、小麦粉	25
高粱米、玉米渣	25	油条、油饼、苏打饼干	25
面粉、米粉、玉米面	25	烧饼、烙饼、馒头	35

食物名称	质量/g	食物名称	质量/g
混合面	25	咸面包、窝窝头	35
燕麦片、莜麦面	25	生面条、魔芋生面条	35
各种挂面	25	土豆	100
通心粉	25	湿粉皮	150
绿豆、红豆、芸豆、干豌豆	25	鲜玉米（1个，带棒芯）	200
荞麦面、苦荞面	25		

注：每份谷类食物提供蛋白质2g、碳水化合物20g、能量377kJ。根茎类一律以净食物成分计算。

附表12 蔬菜类食物的能量等值交换份表

食物名称	质量/g	食物名称	质量/g
大白菜、卷心菜、菠菜、油菜	500	白萝卜、青椒、茭白、冬笋	400
韭菜、茴香、茼蒿	500	倭瓜、南瓜、花椰菜	350
芹菜、苤蓝、莴苣笋、油菜薹	500	鲜豇豆、扁豆、洋葱、蒜苗	250
西葫芦、番茄、冬瓜、苦瓜	500	胡萝卜	200
黄瓜、茄子、丝瓜	500	山药、荸荠、藕、凉薯	150
芥蓝菜、瓢瓜	500	慈姑、百合、芋艿	100
蕹菜、苋菜、龙须菜	500	毛豆、鲜豌豆	70
绿豆芽、鲜蘑、水浸海带	500		

注：每份蔬菜类食物提供蛋白质5g、碳水化合物17g、能量377kJ。每份蔬菜一律以净食物成分计算。

附表13 大豆类食物的能量等值交换份表

食物名称	质量/g	食物名称	质量/g
腐竹	20	北豆腐	100

食物名称	质量 /g	食物名称	质量 /g
大豆	25	南豆腐（嫩豆腐）	150
大豆粉	25	豆浆	400
豆腐丝、豆腐干、油豆腐	50		

注：每份大豆及其制品提供蛋白质 9 g、脂肪 4 g、碳水化合物 4 g、能量 377 kJ。

附表 14　蛋类食物的能量等值交换份表

食物名称	质量 /g	食物名称	质量 /g
鸡蛋（1 大个，带壳）	60	鸭蛋、松花蛋（1 大个，带壳）	60
鸡蛋清	150	鹌鹑蛋（6 个，带壳）	60
鸡蛋粉	15		

注：每份蛋类食物提供蛋白质 9 g、脂肪 6 g、能量 377 kJ。

附表 15　奶类食物能量等值交换份表

食物名称	质量 /g	食物名称	质量 /g
奶粉	20	牛奶	160
脱脂奶粉	25	羊奶	160
乳酪	25	无糖酸奶	130

注：每份奶类食物提供蛋白质 5 g、脂肪 5 g、碳水化合物 6 g、能量 377 kJ。

　　温馨提示：以下归纳强调的几个问题为素食者的膳食安排提供了针对性强的指导意见，应引起素食者的关注和重视。

　　由于素食人群的膳食不包含鱼、畜禽肉等动物性食物，所以谷物成为素食者获取膳食能量和 B 族维生素（动物性食物中其含量相对较高）的主要来源。素食者在日常膳食中应适量增加谷类食物（包括全谷物）的摄入量。

　　大豆富含优质蛋白质、不饱和脂肪酸和 B 族维生素等，坚果富含蛋白质、不饱和脂肪酸、维生素 E、B 族维生素及钙、铁等，可弥补因不食用动物性食物而导致重要营养素摄入的不足，两者与海藻、菌菇类是素食者的重要食物。

对于素食者来说，要重视如何预防膳食中维生素 B_{12}、钙、铁、锌和 ω –3 多不饱和脂肪酸等缺乏的问题，应在膳食中有计划地选择和安排以上这些营养素含量高的食物。

【知识链接】

1.了解素食文化

"素食者"的这个说法至少可以追溯到公元前 6 世纪。当时被誉为"素食主义之父"的希腊哲学家毕达哥拉斯鼓励其信徒不吃肉食，认为素食这种饮食方式才是自然、健康的。素食主义是一种有关饮食的文化，信奉并实践素食主义饮食文化的人就被称为素食主义者。

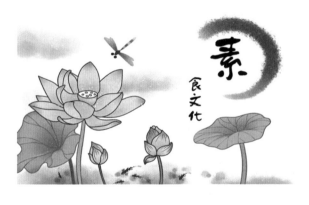

19 世纪出现了第一场真正意义的素食主义运动，这在很大程度上与教会或信仰有关。19 世纪 40 年代，英格兰的基督教徒成立了素食者协会，美国的教会随即效仿而行，发起并建立了素食者协会。20 世纪中叶，随着维生素的发现，以肉食为主的膳食成为主流的膳食推荐。到了 20 世纪 60 年代，随着社会的发展和对营养与慢性病发生的探究，素食又成为人们对"健康""环境保护"的一种新理解或选择。之后，彼得·辛格的《动物解放》出版以及善待动物的动物权利保护组织的成立促使人们更加关注工厂式养殖对动物的影响以及对环境的影响。时至今日，素食者比 10 年前更多，虽然部分素食者是出于宗教信仰，但仍有部分人士出于以上缘由或其他的考虑而选择素食。

最近 10 年，素食在全世界范围内已经变成一种潮流文化，一些西方国家的素食人口比例快速攀升至 10% 左右。欧美国家的很多地方都非常推崇素食。比如，德国是一个科学进步、社会文明的国家，也是素食最普遍的国家，据说有 700 多万素食者，素食店遍布全国大街小巷，甚至有的素食店在全国已有逾千间连锁店。就连具有两百年历史的食肉、喝啤酒的节日——慕尼黑啤酒节都开始提供以素食为主的传统美味佳肴。

美国曾有素食资源机构于2012年委托民意调查机构进行全美的电话调查，发现有4%的美国成年人（约900万人）是素食主义者。目前，美国素食人口已超过1 400万，素食馆越开越多，市面上的无肉食谱更是五花八门。据一家民意调查公司调查，每3名受访者就有1人表示会点素菜来吃。甚至航空公司也以素食餐点为号召，根据2015机场食品检查报告，从巴尔的摩－华盛顿国际机场的素食杧果炒饭到明尼阿波利斯－圣保罗国际机场的烤甜菜和芝麻菜沙拉都可以供应。现在的旅行者比以往更容易在航行中找到健康的食物。而在好莱坞著名的Source餐馆，其蔬菜堡和汉堡的销售比例为10：1。

在瑞典，在年轻人的带领下，10%的瑞典人已经被明确界定为素食者或纯素食者。瑞典动物权利主义的一项民意调查显示，在过去5年里，瑞典的素食者数量增加了4%。

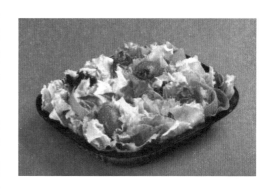

北欧国家挪威军方为了遏制全球暖化，采取了名为"无肉星期一"的措施，要求挪威陆海空三军每周吃素一日，以减少对生态环境不友好的食物——肉类的消耗，以此拯救地球。挪威主要军事基地之一已经开始实行"无肉星期一"，其他的基地也都将很快开始实施这一新的饮食方式。预计每年肉食的消耗量将减少150 t。

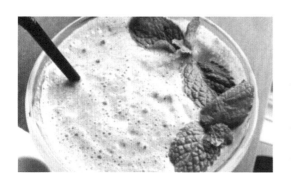

在英国，2015年，占总人口12%的英国人已经决定放弃食肉，其中16～24岁的年轻人就占20%。更多的英国人实际上是"弹性素食者"，大幅削减肉类消费。弹性素食是指适度的、有弹性地食用动物性食物，推崇在大量食用植物性食物基础上每周1～3次食用动物性食物，并以鱼类为主，基本避免肉类食物，同时强调科学的烹饪方式，注重食物多样化，以期达到营养均衡。比起严格素食，弹性素食的理念更容易被尝试素食的年轻人所接受。素食主义在当今英国已经成为飙升最快的饮食风尚。素食食品在英国每年销售总额达 110 亿英镑左右。年龄在 15 ~ 35 岁的公民中有 12% 是素食者，甚至街头上许多游手好闲的嬉皮士也以素食为荣。世界流行音乐史上拥有最多歌迷的甲壳虫乐队成员保罗·麦卡特尼爵士倡导用温和的方式逐渐减少食肉量，一边吃一边做环保。他说只要每个星期一不吃肉，长期下来累积的环保力量就可以降低不少的二氧化碳排放量。

全球素食者膳食指南也取得了进展。1847 年，英国第一个成立了素食者协会，致力研究和指导素食者更健康地生活。1853 年，第一个公开的生理学会议在英国的曼彻斯特召开，奏响了素食与健康研究的序曲。1953 年，国际素食联合会第 13 届国际素食大会在瑞士召开，约 5 000 人参加了会议，素食研究由此逐渐步入营养科学的轨道。在过去的几十年里，世界范围内许多营养师协会和营养学会组织，如英国素食协会、美国营养师协会素食工作组，开始提供素食者的膳食指南。目前，国际素食协会共有 112 个成员国组织，许多组织已经建立了直接钊对素食者的配餐指南、食物指南。随着营养科学的进步，对素食者的膳食指导越来越全面、深入和精准。2011 年，亚洲素食大会在中国杭州召开，为我国素食人群的膳食指导提供了交流学习的窗口。

有研究发现，儿童时代智商较高的人由于偏好肉类的饮食习惯，长大成人后的智商并没有太大的提高，喜爱进食蔬菜的人的智商则有明显提高。同时，喜爱素食的人患心脏疾病的概率比喜爱吃肉的低。人们从中发现，饮食习惯不仅影响智商，还对健康有巨大影响。

究其素食的原因，主要有宗教因素和非宗教因素两个方面。世界上许多素食者都是基于宗教的因素而吃素食。比如，佛教倡导不杀生，杀害动物并吃它们的肉就不是大慈大

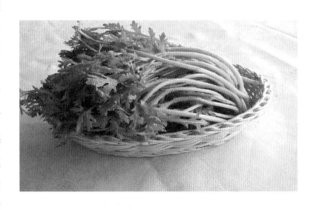

悲。另外，佛教戒律还禁食五辛，五辛是指葱、蒜、洋葱、韭菜及兴蕖（阿魏，

一种印度香料），佛教认为五辛是有秽之物，会增强淫欲，妨碍修行。中国佛教可以食用奶制品，但不能吃蛋，认为一切精卵都不是素食，不可食用。虽然酒由谷类或水果制成，但因为喝酒会乱性，所以不可食用。基督教在饮食方面不规定吃素或吃荤，唯有动物血不可以吃。非宗教因素：有些人会因为传染病等环境因素、保护动物、健康因素（如认为动物性食物会导致肥胖、癌症等）等而吃素。素食在营养方面也有一定的优势，如其会为人体提供较为丰富的钾、镁、维生素C、膳食纤维和各种具有抗氧化能力的植物化学物。但是，素食也会使一些营养素的摄入量不易达到人体日常所需要求，特别是对于纯素食者来说，更需要对自己的菜谱进行精心的搭配，以获得充足的营养。

2.素食和素食类型

素食人群是指以不食畜肉类、家禽类、海鲜类等动物性食品为饮食方式的人群。按照所戒食物种类的不同，素食人群又可分为全素人群、半素食人群、蛋素人群、奶素人群和蛋奶素人群等。近来又出现了弹性（自由）素食人群等。

（1）纯素食主义。所谓纯素食主义者，不仅不食用任何鱼、畜禽类肉等动物性食物，还不食用蛋、奶制品甚至蜂蜜。也就是说，其把植物类食品作为膳食的唯一来源。而且，除了食物之外，纯素食主义者不使用由动物制成的商品，如皮衣、皮鞋、皮带、皮包等皮制品和含动物体成分的化妆品。

（2）半素食主义。部分素食主义者可能基于健康、道德或信仰等原因，不食用某些肉类，如牛、羊、猪等哺乳动物的红肉，但会食用部分禽类肉和海鲜。

（3）蛋奶素食主义。蛋奶素食主义者会食用部分源于动物的食品，如蛋和奶类。奶素素食主义者不吃肉，但会食用奶类和其相关产品，如奶酪、奶油或酸奶等；蛋素素食主义者可食用蛋类和其相关产品。有些蛋奶素食主义者出于道德因素，会拒食奶酪、蛋糕等由工厂生产的带动物成分的食品。

（4）生食主义。生食主义者认为烹调会致使食物中的酵素或营养被破坏，所以他们将所有食物保持在天然状态，即使加热，也不超过47℃。有些生食主义者在食用种子类食物前会将食物浸泡在水中，使其酵素活化，此类人群也称活化生食主义者。还有些生食主义者仅食用有机食物。

3.如何补充营养强化食品

对于个别素食者，如果膳食不能满足某些（种）营养素的摄入量，出现了缺乏某些（种）营养素的症状，或体检发现缺乏某些（种）营养素后，应在医师或营养师的指导下，使用营养强化食品或营养补充剂，以恢复到正常的健康水平。

4.易缺乏的营养素与膳食来源

素食人群由于不进食动物性食物，导致部分营养素缺失。这一点必须引起重视，素食人群在日常膳食中注意摄入能足以弥补的食物，最大限度地满足人体对营养素的需要。

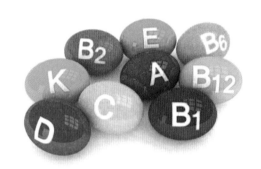

（1）ω-3多不饱和脂肪酸。可供弥补的食物：亚麻籽油、紫苏油、茶油和部分海藻，如紫菜、条斑紫菜（藻体鲜紫红色或略带蓝绿色）等。

（2）维生素B_{12}。可供弥补的食物：发酵豆制品（如腐乳、豆豉、豆瓣酱、发酵豆乳饮料、酱油、腊八豆等）、菌菇类（如香菇）。维生素B_{12}缺乏症患者应在医师指导下服用维生素B_{12}补充剂。常见食物的维生素B_{12}含量如附表16所示。

附表16　常见食物的维生素B_{12}含量（μg/100 g）

名　称	含　量	名　称	含　量	名　称	含　量
牛肉	1.8	炸小牛肝	87.0	生蛤肉	19.10
羊肉	2.15	全脂奶	0.36	沙丁鱼罐头	10.0
猪肉	3.0	脱脂奶粉	3.99	煎杂鱼	0.93
鸡肉	1.11	奶油	0.18	金枪鱼	3.0
猪肝	26.0	鸡蛋	1.55	熏大马哈鱼	7.0
焙羊肝	81.09	鸡蛋黄	3.80	蒸海蟹	10.0
焖鸡肝	49.0	鸭蛋	5.4	墨鱼干	1.8

（3）维生素 D。强化谷物摄入，每天适量接触阳光。

（4）钙。可供弥补的食物：芥菜干、芝麻酱、豆腐干、苜蓿、芥菜、酸枣、紫皮洋葱、胡萝卜缨、用石膏做的豆腐等。对于奶素和蛋奶素人群，奶粉、奶酪、液态奶等乳制品是膳食钙的主要来源。

（5）铁。可供弥补的食物：苋菜（干）、珍珠白蘑（干）、香杏片口蘑、木耳、紫菜（干）、蘑菇（干）、芝麻酱、桑葚、芥菜干、羊肚菌、红茶等。同时，应摄入富含维生素 C 的新鲜蔬菜、水果，以利于植物性铁的吸收利用，还可以使用铁制炊具烹饪。

（6）锌。可供弥补的食物：豆类、全谷物类、坚果、菌菇类等。锌含量较高的食物如附表 17 所示。

附表 17　锌含量较高的食物（mg/100 g）

食　物	含　量	食　物	含　量	食　物	含　量
小麦胚粉	23.4	山羊肉	10.42	鲜赤贝	11.58
花生油	8.48	猪肝	5.78	红螺	10.27
黑芝麻	6.13	海蛎肉	47.05	牡蛎	9.39
口蘑白菇	9.04	蛏干	13.63	蚌肉	8.50
鸡蛋黄粉	6.66	鲜扇贝	11.69	章鱼	5.18
羊肚菌	12.11	血蚶	11.59	鱿鱼（干）	11.24
墨鱼（干）	10.02	香菇（干）	8.57	口蘑	9.04
辣椒（干）	8.21	炒南瓜子	7.77	香肠	7.61
牛肉干	7.26	酱牛肉	7.12	奶酪	6.97
牛排	6.92	炒西瓜子	6.76	淡菜（干）	6.71

5. 不适合素食的人群

（1）婴幼儿与儿童少年。婴幼儿与儿童少年正处在生长发育的阶段，需要足够的营养来满足身体的需要，这对成年后的健康都有不可逆转的影响。尤其是婴幼儿的消化吸收能力差，而动物性食物中的营养物质较植物性食物丰富，并且易于消化吸收和利用，特别是动物性食物中的某些营养物质，如磷酸甘油酯、鞘磷脂等磷脂物质，有些鱼类富含的二十碳五烯酸、二十二碳六烯酸和牛磺酸（β–氨基乙磺酸）等，对婴幼儿的神经系统、脑组织和智力发育、记忆功能和视觉机能及缺铁性贫血防治等都有一定的作用。所以，婴幼儿与儿童少年不适合全素饮食。

（2）孕妇和乳母。孕妇和乳母的健康与否直接关系胎儿和婴幼儿的生长发育和健康成长。母体在怀孕和哺乳期间，对蛋白质、各种矿物质和维生素的需求大为增加，而植物性食物中的矿物质（如铁、锌等微量元素）的吸收率远低于动物性食物，仅靠植物性食物难以满足营养素的实际需要，因此为了母亲和宝宝两个人的身体健康，孕妇和乳母不应选择全素饮食。

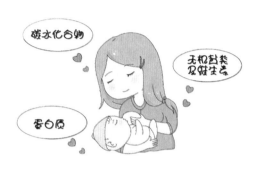

（3）老年人。老年人随着年龄增加，消化吸收能力下降，肌肉开始萎缩，瘦体组织量减少，容易出现营养不良、贫血、骨质疏松、体重异常和肌肉衰减等问题，但对膳食营养素的需求并没有减少，对优质蛋白质和多种矿物质、维生素反而要求更高。这时，老年人如果突然从正常饮食转变为全素饮食，就非常容易造成蛋白质、矿物质和维生素的缺乏，出现贫血、肌肉衰减等问题。所以，不建议进入老年后改选全素饮食，而应当吃足量的鱼、虾、禽畜肉和鸡蛋等动物性食物，天天喝低脂牛奶和大豆及其制品等，以保证优质蛋白质和多种矿物质、维生素的摄入，促进老年健康。

6.关于发酵豆制品

作为高蛋白质作物的大豆类，不仅为人们提供了丰富的蛋白质来源，还因其不含胆固醇，富含多种对人体有益的生物活性物质而成为素食人群的重要膳食来源。利用大豆为主要原料加工而成的食品已有数百种之多，其中包括通过微生物发酵制成的各种发酵豆制品，我国早在4 000年以前就已经有相关记载，发酵豆制品是中华民族独特的传统发酵食品，其中腐乳、豆豉、酱油、豆（瓣）酱并称为我国四大传统发酵豆制品。

大豆制品经接种微生物发酵后，在不同物质进行分解合成的过程中衍生了人体所需的多种营养成分，如有机酸、氨基酸和维生素 B_{12} 等，而胰蛋白酶抑制因子、植物红细胞凝集素、脂肪氧化酶等抗营养物质减少，有利于人体健康。发酵大豆制品具有特殊的鲜香风味，能刺激人的食欲，而且蛋白质结构发生变化后，消化吸收率明显提高，还具有许多独特的生理调节功能。

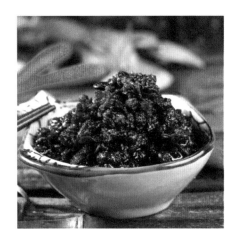

我国对传统大豆制品（包括发酵豆制品）制定了食品安全国家标准（GB 2717—2018），对大豆制品（包括发酵豆制品）在感官要求、理化指标、食品添加剂等规定卫生指标的同时，规定了污染物限量、真菌毒素限量以及微生物限量（包括致病菌限量和大肠菌群）指标。

（1）腐乳。腐乳又称乳腐或豆腐乳，是将大豆制成的白豆腐坯经接种发酵、腌制、加料后发酵等工艺而制成的一类滋味鲜美、风味独特、品质细腻、营养丰富的发酵食品，被誉为"东方奶酪"。其中，绍兴和桂林的豆腐乳最负盛名。腐乳是中华民族独特的传统调味品，具有悠久的历史。

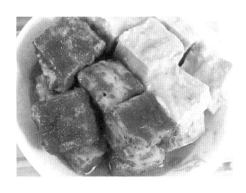

我国腐乳品种繁多，根据产品颜色和风味不同，可分为红腐乳、青腐乳、白腐乳、酱腐乳、花色腐乳等，如添加红曲的红豆腐乳称为红方，添加糟米的称为糟方，添加黄酒的豆腐乳称为醉方；按腐乳生产中微生物发酵类型可分为细菌腐乳和霉菌腐乳；按腐乳的产品规格又可分为太方腐乳、中方腐乳、丁方腐乳、棋方腐乳等。

腐乳不仅具有大豆本身含有的多种生理活性物质，还含有经微生物发酵产生的多种生理活性物质，包括大豆异黄酮、大豆低聚糖、超氧化物歧化酶、大豆多肽等，所以具有一定的营养和保健功能。

（2）豆豉。豆豉在我国已经有两千多年的历史，早在《本草纲目》中就有豆豉开胃增食，消食化滞，发汗解表，除烦平喘等记载。豆豉是以黄豆和黑豆为原料，经微生物发酵制成的传统发酵食品。豆豉主要以独特的豉香而征服消费者。豆豉营养价值极高，并被《中华人民共和国药典》收录。豆豉与其他发酵豆制品一样，除含丰富的营养物质外，还含有各种生理活性物质，具有一定的营养和保健功能。

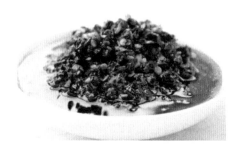

豆豉根据加工方法不同，分为干豆豉、湿豆豉和水豆豉；根据用途不同，分为食用豆豉、药用豆豉和调味豆豉；根据产地的不同，分为阳江豆豉、浏阳豆豉、永川豆豉、江西豆豉等。

（3）豆酱。豆酱也是我国传统的发酵豆制品，制酱技术的起源可以追溯到公元前千余年，我国是世界上最早发明豆酱制作的国家。豆酱是主要以大豆为原料，通过微生物发酵作用酿造成的易被人体消化吸收的一种发酵调味品。豆酱一般呈半流动状态，色泽为红褐色或棕

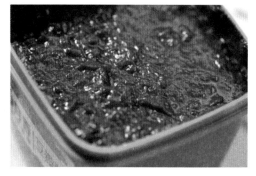

褐色，有明显的酱香和酯香，咸淡适口。豆酱根据制作工艺可分为豆瓣酱、黄酱、盘酱和大酱等，但目前所说的豆酱一般是指豆瓣酱。

（4）酱油。酱油起源于我国，是我国传统的典型调味品。历史文献记载，我国最早出现的"酱"是在周代，距今已两千多年。酱油是我国祖先对人类文明的一大贡献，是中华民族历史长河中饮食文化的瑰宝。

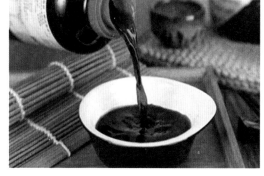

酱油是以大豆为原料，经微生物发酵制成的具有特殊色、香、味的液体调味品。

酱油具有独特的风味，其风味物质的形成与微生物的作用是密不可分的。参与酿造酱油的微生物主要有曲

霉、酵母和乳酸菌，它们经过一系列生物化学反应，共同完成酱油的发酵过程。曲霉与酱油颜色的浓淡、味道的鲜美、发酵成熟的快慢有直接的关系，而酵母和乳酸菌在酱油风味的形成过程中起主要作用。

酱油按照制造工艺可分为高盐稀态发酵酱油和低盐固态发酵酱油；按照颜色可分为生抽（用于一般烹调，如在炒菜或凉拌时使用）和老抽（加入了焦糖色，颜色很深，用于烧菜上色）；按照我国酿造酱油的标准等级划分：氨基酸态氮 ≥ 0.8 g/100 mL 为特级，≥ 0.7 g/100 mL 为一级，≥ 0.55 g/100 mL 为二级，≥ 0.4 g/100 mL 为三级。酿造酱油的氨基酸态氮含量越高，品质越好，但不等于氨基酸态氮含量越高，酱油就越好，因为不良商家在配制酱油中添加许多鲜味剂也会提高氨基酸态氮，所以选购时要加以区别：要有 QS 认证标识；同一品牌按等级选购；注意选购"酿造酱油"，不要被"传统工艺""精心酿造""纯酿造"等字眼忽悠；对氨基酸态氮标示在 0.8 g/100 mL 以上的离谱产品要格外谨慎，防止被骗上当。

7. 走出素食饮食的一些误区

在素食人群膳食营养调查中发现，有不少素食者对践行素食饮食文化还存在不少认识和行动上的误区。比如，认为吃素食只要在日常膳食中一概不吃鱼肉蛋奶就行了，没有想过在不食用动物性食物的情况下如何弥补某些营养素不足的问题；有些追求快速减肥的人认为只要吃素食就可达到减肥目的，极端地只吃大量蔬菜、水果，其他什么都不吃；等等。殊不知，这些不合理的膳食结构会导致营养素缺乏，给身体健康带来极大危害。因此，提醒素食者要注意避免陷入以下几方面的误区。

（1）以为吃素食就是吃蔬菜、水果。有的年轻人特别是肥胖者急功近利，想通过只吃大量蔬菜、水果来达到减肥目的。更有甚者，有人全部生吃蔬果，以为不经烹调、不沾油腥的素食更彻底。其实，人类需要的营养素有 40 多种，除了母乳能满足 6 月龄内婴儿的营养需要外，没有一种食物含有人体所需的全部营养素，更何况蔬菜、水果中缺乏蛋白质、碳水化合物、脂肪等三大产能营养素，以谷物为主的膳食模式可以提供充足的能量和营养素，肥胖不是吃主食引起的，减肥不吃主食会造成营养素不均衡，对长期的健康体重控制不利。同时，全部生吃蔬菜不利于消化吸收，蔬菜中的很多营养成分（如脂溶性维生素）只能通过烹调而得以吸收利用。

因此，食素并不是只吃蔬菜、水果那么简单，反而需要比吃普通膳食更加注重食物的设计安排，讲究均衡与搭配。建议素食者在保证主食摄入的同时，注意增加大豆及其制品、海藻、菌菇和坚果的摄入，多吃蔬菜、水果，必要时咨询营养师服用营养补充剂。

（2）只要是素食就行，没有控制油、盐和糖的摄入。有些素食者为了满足口味需要，只要是素食就行，在烹调时不加限制地加入大量的油、糖、盐和调味品。一些甜食点心虽然没有动物原料，但是含有相当多的油、糖以及其他食品添加剂。有些素食者对植物性食材的预包装食品也不关注是否存在高糖、高盐和高油的问题。这些做法得不到素食者原希望的健康效应，反而会增加患慢性疾病的风险。

（3）吃大量水果之后，还吃大量主食。很多素食者喜爱吃水果，感觉水果是健康食品，就放开来吃，吃水果后还吃平常的主食量，忽视吃水果后应少吃主食来防止能量过剩的问题。因为水果中碳水化合物含量在6%～20%，主要以葡萄糖、果糖的形式存在，大量的水果摄入后再摄入大量主食，能量就会超过人体需要。一般而言，我们建议饭前吃水果，可以产生一定的饱腹感，控制主食的摄入量，若长期坚持，可以降低超重肥胖及相关慢性病的发生风险。

（4）全部吃精白主食，不含全谷物。谷物过度精加工（如精白米、精白面粉）导致B族维生素和矿物质的损失约占70%，植物纤维损失严重。因此，长期食用精白米、精白面粉可造成维生素和矿物质摄入不足，引起健康损害。建议素食者的膳食应以谷类食物为主，全谷物应占一半。

（5）不重视维生素 B_{12} 缺乏的预防。素食者易致维生素 B_{12} 缺乏，出现一系列维生素 B_{12} 缺乏的症状。维生素 B_{12} 的主要食物来源为动物性食物，植物性食物基本不含维生素 B_{12}。而发酵豆制品含有一定量的维生素 B_{12}，因此素食者在日常膳食中应适当食用发酵豆制品，预防维生素 B_{12} 缺乏。

参考文献

[1] 葛可佑 . 中国营养科学全书（上、下册）[M]. 北京：人民卫生出版社，2004.

[2] 葛可佑 . 公共营养师（基础知识）[M].2 版 . 北京：中国劳动社会保障出版社，2012.

[3] 杨月欣 . 公共营养师（国家职业资格一级）[M].2 版 . 北京：中国劳动社会保障出版社，2014.

[4] 孙长颢 . 营养与食品卫生学 [M].8 版 . 北京：人民卫生出版社，2017.

[5] 葛可佑 . 中国营养师培训教材 [M]. 北京：人民卫生出版社，2005

[6] 蔡威 . 食物营养学 [M]. 上海：上海交通大学出版社，2006.

[7] 顾景范 . 现代临床营养学 [M].2 版 . 北京：科学出版社，2009.

[8] 中国营养学会 . 中国居民膳食指南 [M]. 北京：人民卫生出版社，2016.

[9] 张片红 . 营养知识读本 [M]. 杭州：浙江科学技术出版社，2016.

[10] 王陇德 . 营养与疾病预防 [M]. 北京：人民卫生出版社，2018.

[11] 中国营养学会 . 中国居民膳食营养素参考摄入量 [M]. 北京：科学出版社，2013.

[12] 杨月欣 . 中国食物成分表：第一册 [M].2 版 . 北京：北京大学医学出版社，2011.

[13] 王立新 . 母乳喂养指导手册 [M]. 北京：北京科学技术出版社，2014.

[14] 谢幸 . 妇产科学 [M].8 版 . 北京：人民卫生出版社，2013.

[15] 黎海芪 . 实用儿童保健学 [M]. 北京：人民卫生出版社，2017.

[16] 王卫平 . 儿科学 [M].9 版 . 北京：人民卫生出版社，2018.